パーキンソン病はこうすれば変わる！

日常生活の工夫とパーキンソンダンスで生活機能を改善

編集
高畑進一・宮口英樹

ダンス制作
橋本弘子

イラスト
めさきせいこ

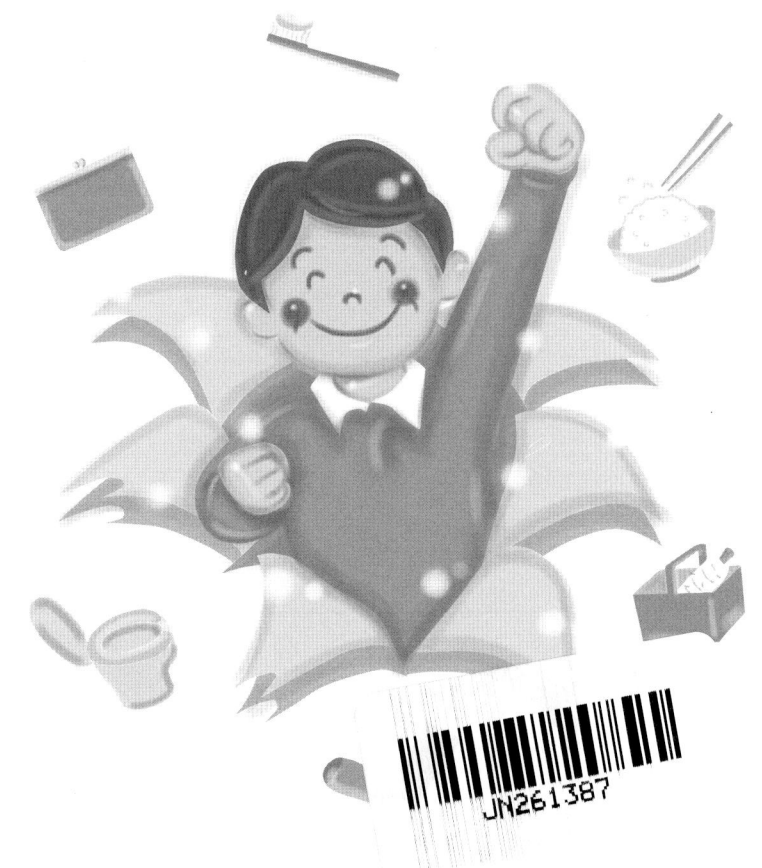

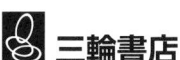
三輪書店

執筆者一覧 (執筆順)

高畑進一	大阪府立大学地域保健学域総合リハビリテーション学類作業療法学専攻
内藤泰男	大阪府立大学地域保健学域総合リハビリテーション学類作業療法学専攻
戸松好恵	堺市健康福祉局健康部健康医療推進課
西川智子	大阪府立大学地域保健学域総合リハビリテーション学類作業療法学専攻
細本愛子	千里津雲台訪問看護ステーション
牟田博行	わかくさ竜間リハビリテーション病院
原田俊英	県立広島大学保健福祉学部理学療法学科
石﨑文子	県立広島大学
田中宏明	大阪府立大学地域保健学域総合リハビリテーション学類作業療法学専攻
中西 一	森ノ宮医療大学保健医療学部作業療法学科
亀田富未香	南草津病院
宮口英樹	広島大学学術院大学院医歯薬保健学研究科作業行動探索科学領域
大坪健一	一般社団法人 プログラミング教育研究センター
中津留正剛	産業医科大学若松病院リハビリテーション部
石附智奈美	広島大学学術院大学院医歯薬保健学研究科作業行動探索科学領域
橋本弘子	森ノ宮医療大学保健医療学部作業療法学科

序文

　この本は，パーキンソン病の当事者が日常生活で感じる困難と工夫，最近の治療とリハビリテーション，身体図式や運動イメージに着目した評価・介入の方法，そして新しいパーキンソンダンスについて述べています．

　本書には，多くの当事者，家族，支援者の思いが詰まっています．このため，かなり欲張った内容になりました．ご自分のニーズや興味に合う部分を選び，毎日の生活や日々の支援に役立てていただければ幸いです．例えば，第1部は当事者やご家族が日常生活での工夫を知りたいときに，あるいは支援者が当事者に日常生活のアドバイスを行うときにお役立てください．また，第2部は，支援者である医療・福祉専門職が，パーキンソン病の症状と障害を，これまでにない観点から理解することに有用です．さらに，第3部の第3章とDVDには，新パーキンソンダンスの具体的な方法を示していますので，新しいトレーニングとして取り入れようと考える当事者や支援者に必ず役立つはずです．

　編者らは，大阪と広島でそれぞれパーキンソン病の方々と関わってきました．

　大阪では，編者らが難病研究グループを組織して活動を続けていましたが，10年ほど前に編者の近親者がこの病を得たことをきっかけとして，パーキンソン病の当事者やご家族とかかわる機会が増えました．当時，「パーキンソン病は，振戦，固縮，無動，姿勢調節障害を主徴とし，歩行や立ち上がりが困難となる病である」と考えられていました．しかし，数人の当事者は，もっと多彩で不思議な現象が日常生活で生じていることを教えてくださいました．例えば，袖に手が隠れると動きが止まってしまう，好きな人といると動きやすいなどの現象です．同時に，そのような訴えを家族や支援者に理解してもらえないと感じている，と述べられたのです．このような現象に関する文献を探しましたが，十分な情報は得られませんでした．そこでパーキンソン病患者，家族の会「堺のびやかクラブ」と堺市関係部局の協力を得て，研究グループの作業療法士とともに当事者とご家族にインタビューを行いました．150名を超えるインタビューの結果，歩行以外の場面でもさまざまな困難が生じていること，当事者は困難を軽減する独自の工夫をしていることが分かりました．さらに，運動イメージ・視覚情報の重要性，注意配分の不得意さ，身体図式の脆弱性，心理・感情の被影響性など，当事者に共通する特徴が明らかになったのです．これらのエッセンスを第1部の第1章，第2章に示しました．

　広島では，編者の研究室で10年くらい前からさまざまな疾患のリハビリテーションに運動イメージを取り入れた臨床に注目してきた経緯から始まります．筆者の一人でもある中西一氏は，病院でのリハビリテーションを行っていたある時，頭で動作イメージを行ってから実際に動作を行うと，困難であった動作がスムーズに行えるパーキンソン病の方がいることに気づき報告してきました．そこで，全国パーキンソン病友の会広島県支部で，当事者の方たちに，日常生活で何か工夫をしていることはないかとお聞きしたところ，背中や頭の後ろなど目に見えないところをイメージして服を着たり，嬉しいことがあると身体が動きやすいなど，当時，教科書や文献ではみられなかった発言がたくさんあり，大変驚

いたのを記憶しています．これらの臨床での現象は，前頭葉や辺縁系との基底核ループを考慮する必要があり，以降，研究室では，日常生活の中に，運動イメージや情動による効果をうまく取り入れる方法はないかと思案していたのです．

そのような折，編者らは，(社)日本作業療法士協会の研究助成金の支援を機に，共通したテーマに協力して取り組むことになりました．打ち合わせの段階で，多くの当事者が，日常生活の中で簡単に取り入れることが可能で，しかも楽しく実践できる体操やダンスを制作してはどうだろうという声があがりました．

このころ，偶然にも，堺のびやかクラブの会長であった高松義蔵氏から，「海外でパーキンソン病への効果が認められているダンスを自主活動に取り入れたい」との申し出があり，プロのダンス指導経験もある藍野大学の橋本弘子氏に担っていただくとともに研究にも参加いただくことになりました．

私たちは，まずダンスのどのような特性がパーキンソン病に効果的かを検討しました．ダンスにもさまざまな種類があります．当事者にとって効果的なダンスを行うには，動きや方法を分析して考える必要があったのです．検討の際，ヒントとなったのは当事者に生じる現象と工夫，そして身体図式・運動イメージという考えでした．私たちは，検討を重ねた結果，基底核と前頭葉の相互作用の不調によって生じる問題に対して，「ダンスは当事者の身体図式と運動イメージを高め，運動の企画・実行を容易にする」と考え，ダンスに盛り込むべき要素を決定しました．これを基に橋本氏が新しくダンスを構成し，堺のびやかクラブの協力を得て試行・修正を重ねました．制作したダンスについては，第3部の第1章，第3章および付属のDVDをご覧ください．

私たちは，ダンスによって当事者の身体図式・運動イメージが改善し心身機能に影響すると考えています．これを確認する尺度として，第2部の第3章にはパーキンソン病に用いられる一般的な評価方法と既存の身体図式・運動イメージ評価，さらに新たに作成した評価方法を示しました．そして，大阪および広島で患者会のご協力を得て行った効果検証は，第3部の第2章に示しています．ダンスに参加くださった当事者の感想も合わせてご覧ください．

この10年で，パーキンソン病に関する研究が進み，非運動症状である認知機能障害に対する理解も深まってきました．第2部の第1章，第2章には医師の立場からパーキンソン病に関する最近の治療とリハビリテーションについて分かりやすくまとめていただきました．神経内科医である原田俊英氏と石﨑文子氏は，薬物療法とリハビリテーションの相乗効果の重要性を強調されており，私たちをいつも励まし，応援してくれています．

最後に，本書およびDVDの制作に際し多くのご協力をいただきました，堺のびやかクラブ，全国パーキンソン病友の会広島県支部を中心とした当事者とご家族の皆様に心より御礼申し上げます．また，ディスカッションを通じてさまざまな気づきとアイディアを与えてくださった専門職の方々に感謝いたします．そして，本書の企画を理解していただき快く執筆ができたことに対し，三輪書店の青山智社長と編集者の高野裕紀氏に深謝いたします．

2012年5月 　　　　　　　　　　　　　　　　　　　　　　　　　　　　　編　者

目次

第1部 パーキンソン病の生活機能障害

第1章 パーキンソン病の日常生活動作の工夫 ……………高畑進一・内藤泰男・戸松好恵・西川智子・細本愛子・牟田博行 2

はじめに …………………………………………………………………………… 2
困難に感じる動作の特徴 ………………………………………………………… 3
日常生活動作の工夫のポイント ………………………………………………… 7
更衣動作　11／排泄動作　13／入浴動作　15／食事動作　17／整容動作　19／起き上がり・立ち上がり　21／歩行　23／交通機関の利用　27／家事　28／コミュニケーション　32／生きがい　34／住宅改修　35／ストレスと動き　37

第2章 パーキンソン病の生活機能障害とその特徴 ……………高畑進一 38

当事者の生活機能障害 …………………………………………………………… 38
慣れていた動作が困難 …………………………………………………………… 38
1. 無意識に行う動作が困難，意識化（イメージ）することにより遂行可能 ……………………………………………………………………… 38
2. 動作遂行にイメージを用いるのはなぜか ………………………………… 38
3. 複雑動作が困難 ……………………………………………………………… 39
4. 視覚情報の有無が動作に影響する ………………………………………… 39
5. なぜ視覚情報があれば動作が可能なのか ………………………………… 40
6. 視覚情報の変化が動作に影響する ………………………………………… 40
7. 動作困難の背景にあるのは身体図式と運動イメージの障害である …… 40
8. 画一的な動作方法と環境に対する被影響性 ……………………………… 40
9. 動作継続の重要性と動作再学習の可能性 ………………………………… 41
10. その他の特徴的困難 ………………………………………………………… 41

第2部 パーキンソン病の理解のために

第1章 疫学と治療—パーキンソン病の動向と最新療法 ………… 原田俊英 44

疫学 ………………………………………………………………………………… 44
病態 ………………………………………………………………………………… 44
治療 ………………………………………………………………………………… 47
1. 薬物療法 ……………………………………………………………………… 47
2. 脳深部刺激療法（DBS） …………………………………………………… 53
3. 将来の治療法 ………………………………………………………………… 55

第2章　パーキンソン病の臨床像と
リハビリテーションの意義 ……………………… 石﨑文子　59
パーキンソン病の重症度と臨床症状 …………………………………… 59
　　1. 運動症状 …………………………………………………………… 60
　　2. 自律神経症状・精神症状・その他 ……………………………… 61
臨床症状の問題とリハビリテーション ………………………………… 61
　　1. 筋力の低下 ………………………………………………………… 61
　　2. リズム障害 ………………………………………………………… 61
　　3. 構音・嚥下障害 …………………………………………………… 62
　　4. 自律神経症状 ……………………………………………………… 62
　　5. 精神症状 …………………………………………………………… 62
　　6. その他 ……………………………………………………………… 62

第3章　パーキンソン病の心身機能評価 ……………………………… 63
1 パーキンソン病の機能評価 ……………………………… 内藤泰男　63
重症度評価 …………………………………………………………… 63
　　1. Hoehn-Yahr 重症度分類 ………………………………………… 63
　　2. UPDRS（Unified Parkinson's Disease Rating Scale）………… 64
機能評価 ……………………………………………………………… 64
　　1. 上肢機能の評価 …………………………………………………… 64
　　2. 下肢機能の評価 …………………………………………………… 67
2 身体図式評価 ……………………………………………… 田中宏明　70
身体図式 ……………………………………………………………… 70
　　1. 身体図式と身体イメージ ………………………………………… 70
　　2. 身体表象機能の3つのタイプ …………………………………… 70
身体図式評価方法 …………………………………………………… 71
　　1. 感覚検査 …………………………………………………………… 71
　　2. 模倣課題 …………………………………………………………… 72
　　3. 描画法 ……………………………………………………………… 73
研究で用いられた身体図式に関わる課題 ………………………… 74
　　1. Pinboard Test ……………………………………………………… 74
　　2. 指あわせ試験 ……………………………………………………… 75
　　3. 通り抜け課題 ……………………………………………………… 75
　　4. 障害物回避の見積もり能力測定課題 …………………………… 76
　　5. リーチ距離見積もり誤差測定課題 ……………………………… 76

身体図式の評価方法について ………………………………………………………… 77
　③ 運動イメージの評価 ………………………………… 中西　一・亀田富未香・宮口英樹　79
　　運動イメージとは ……………………………………………………………………… 79
　　運動イメージの評価 …………………………………………………………………… 79
　　　1．心的時間測定法 …………………………………………………………………… 79
　　　2．質問紙法 …………………………………………………………………………… 80
　　　3．メンタルローテーション ………………………………………………………… 80
　　パーキンソン病患者の運動イメージ ………………………………………………… 80
　　　1．手のMRTについて ……………………………………………………………… 80
　　　2．健常者とパーキンソン病患者の比較 …………………………………………… 81
　④ 新しい運動イメージ評価―同心円課題 …………………………… 大坪健一・高畑進一　84
　　仮説 ……………………………………………………………………………………… 84
　　評価スケール作成経緯 ………………………………………………………………… 84
　　　1．文献検索 …………………………………………………………………………… 85
　　　2．評価スケール試作 ………………………………………………………………… 85
　　タブレットPCを用いた評価の実施手順 …………………………………………… 86
　　運動イメージ評価としての可能性の検討 …………………………………………… 87

　第4章　パーキンソン病と運動イメージ―その応用 ……………………………… 89
　① 運動イメージとUPDRS ……………………………………………………… 中津留正剛　89
　　質問紙法について ……………………………………………………………………… 89
　　質問紙法による健常高齢者とパーキンソン病患者との比較 ……………………… 90
　　視覚イメージ・筋感覚イメージとUPDRSとの関係 ……………………………… 90
　② 手のメンタルローテーションとUPDRS，上肢機能 ………………………… 中西　一　93
　　手のメンタルローテーション課題とUPDRS，上肢機能の関係 ………………… 94
　③ 運動イメージ想起の臨床応用 ……………………… 中西　一・石附智奈美・宮口英樹　97
　　先行研究でのパーキンソン病患者への運動イメージ想起を用いた介入 ………… 97
　　運動イメージ想起を用いた介入の実践 ……………………………………………… 97
　　　1．運動イメージ想起による動作変化の特徴 ……………………………………… 98
　　　2．なぜ動作は改善したのか ………………………………………………………… 98
　　　3．運動イメージの効果 ……………………………………………………………… 99

第3部　実践　パーキンソンダンス

　第1章　パーキンソンダンスの要素と構成 ……………………………… 橋本弘子　102
　　パーキンソン病とダンスの特徴 ……………………………………………………… 102

  パーキンソンダンスに必要な要素 …………………………………… 103
  パーキンソンダンスの構成 ……………………………………… 104

 第2章 パーキンソンダンスの効果 ……………… 宮口英樹・高畑進一 107
  パーキンソンダンスの効果について ……………………………… 107
   1. 運動機能について …………………………………………… 109
    1）TMT（Timed Motor Test）………………………………… 109
    2）TUGT（Timed Up and Go Test）………………………… 109
   2. バランス能力評価 …………………………………………… 110
    1）FRT（Functional Reach Test）…………………………… 110
   3. イメージ能力 ………………………………………………… 110
    1）手のMRT（Mental Rotation Task）……………………… 110
    2）同心円課題 ………………………………………………… 110
   4. 表情認知課題 ………………………………………………… 111
   5. ダンス鑑賞方法の違いによる前頭前野の活動 …………… 111
  なぜダンスは効果があるのか ……………………………………… 112
  パーキンソンダンス参加者の声から ………………… 橋本弘子 114

 第3章 パーキンソンダンスDVD「Let's enjoy PD Dance!」
    その内容とポイント ……………………………… 橋本弘子 116
  1：ほぐしてダンス …………………………………………………… 117
  2：タッピング　ダンス ……………………………………………… 118
  3：ヒール・トウ　ダンス …………………………………………… 119
  4：アーム・フィンガー　ダンス …………………………………… 121
  5：手ぬぐいダンス …………………………………………………… 122
  6：バランス　ダンス ………………………………………………… 125
  7：歩いてダンス ……………………………………………………… 126
  8：ゆらゆらダンス …………………………………………………… 127

第1部

パーキンソン病の生活機能障害

1 パーキンソン病の日常生活動作の工夫

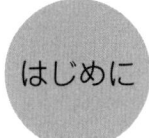

パーキンソン病とは

　脳の中にあるドパミンという物質が減るために，脳から体への運動指令がうまく伝わらなくなる病気です．

　50〜60歳で発症することが多く，「筋肉がこわばる」，「動作が遅くなる」，「手がふるえる」，「姿勢を保てなくなる」などが主な症状です．

パーキンソン病の治療

　さまざまな薬が開発されています．医師と相談のうえ，適切に服薬することが症状のコントロールに有効です．

　日常生活のさまざまな動作を続けましょう．それが症状の維持・改善に有効です．できる範囲で身の回りのことを行いましょう．

　適度な運動を続けましょう．体操，ダンス，ウォーキングなどが動作の維持・改善に有効です．

お読みいただく皆様へ

　当事者の方々に，「日常生活で困難に感じる動作は何ですか」，「どうすればその動作が行いやすくなりますか」と尋ねました．

　お答えいただいた多数の意見を検討し，当事者の方々に共通する「困難に感じる動作の特徴」と「動作の工夫」を抽出しました．

　ここに示す情報が，すべての当事者にあてはまるとは限りませんが，一部でも皆様の生活のお役に立てば幸いです．

困難に感じる動作の特徴

当事者の方々が「困難に感じる動作」は，次のような動作です．

1）意識せずに行う動作

何気なく行うと，動作が困難になります．歩くときも姿勢や足の出し方を意識していないとうまくゆきません．箸やハサミを使うときにも，正しい持ち方，動かし方を意識していないとうまく使えません．

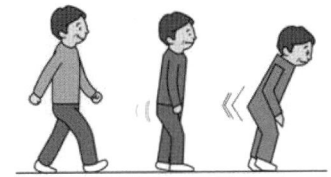

2）複数の手続きが必要な動作

財布からお金を出す，支払う，お釣りを受け取り財布にしまうなど，複数の手続きをスムーズに行うことが困難になります．

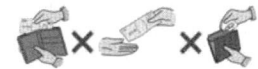

3）2つのことを同時に行う動作

ドアを開けながら足を踏み出す，煮物をしながら魚を焼くなどの「〜しながら〜する」動作が困難になります．

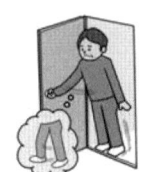

4）両手で行う動作

両手で顔を洗う，左手に持った封筒に右手で手紙を入れるなど，両手を組み合わせて行う動作が困難になります．

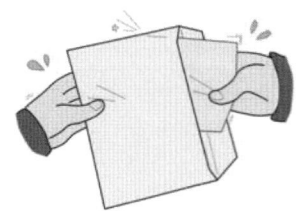

5）交互に動かす動作

歯ブラシを上下左右に動かす，タオルで背中をこするなど，動かす方向をリズミカルに切り替える動作が困難になります．

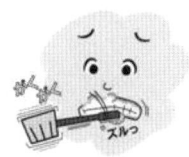

6）同じ動きを繰り返す動作

　字を書くなどの同じ動きを繰り返すと，次第に動作が小さく困難になります．

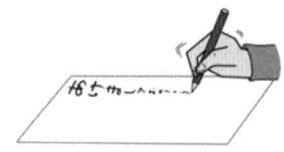

7）自分の体が見えない動作

　体の後ろでズボンを引き上げる，布団の中で寝返りをうつ，暗い場所で歩くなど，自分の体が見えないとき，動作が困難になります．

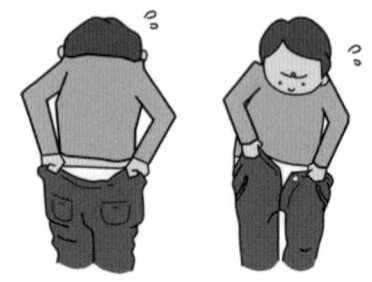

8）対象物がない動作

　歩く，寝返りをうつ，立ち上がる，単純に手を上げるなど，働きかける対象物がない動作が困難になります．

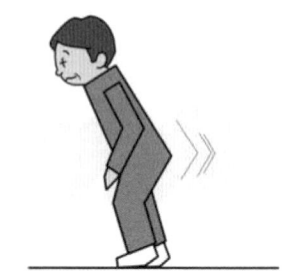

9）自分自身に働きかける動作

　食べ物を口に運ぶ，歯を磨く，髭を剃る，化粧をする，顔を洗う，体に衣服をまとう，などの動作が困難になります．

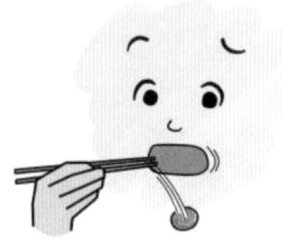

> 動作は，環境の影響を強く受けています

10）体や目印が見えにくい動作

　うす暗い，雑然としているなど，自分の手足や目印が見えにくい環境では，動作が困難になります．

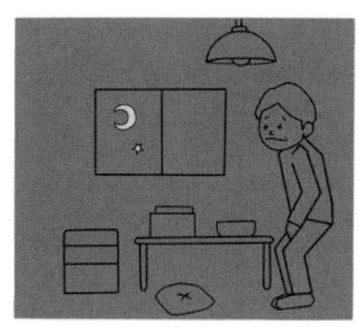

11）環境や扱う物品が変化する動作

　広い部屋から狭い廊下に移動する，周囲の人が動く場所で歩く，柔らかい袋に物を入れるなど，視覚情報が変化する環境では動作が困難になります．

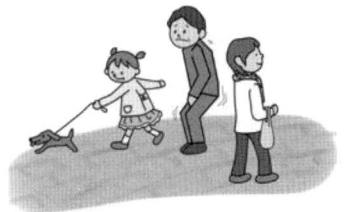

12）初めての環境，いつもと違う状況で行う動作

　外出先のトイレではうまく便座に座れない，物の置き場所が変わるだけで動作ができないなど，不慣れな環境や状況で行う動作が困難になります．

13）物品と体の距離を調節して行う動作

　手すりに手を伸ばす，冷蔵庫のドアを開閉するなど，物と体の距離を調節して行う動作が困難になります．

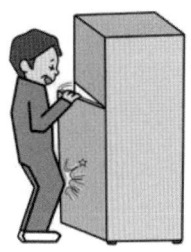

> 困難な動作には，感情や心理状態が強く影響しています

14）不快，不安な感情を抱いて行う動作

　きつい言葉をなげかけられたり，不安を感じたときには動作が困難になります．

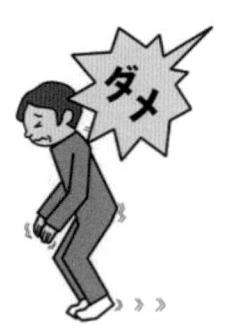

日常生活動作の工夫のポイント

動作が行いにくくなったとき，次のような工夫が役に立ちます．工夫をしながら日常生活動作を続けること，それ自体がリハビリテーションになります．

1）体の動かし方，道具の動かし方を意識しましょう．

歩くときには腰や足の動かし方，箸や鉛筆を使うときには持ち方と動かし方を意識して行いましょう．

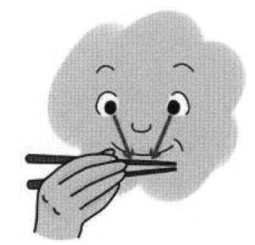

2）動作を行う前に，段取りや手順をイメージしましょう．

印鑑を持つ，玄関まで行く，ドアを開ける，荷物を受け取る，印鑑を押す，というふうに一連の動作手順をイメージしてから行いましょう．

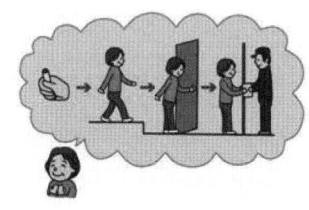

3）2つの動作を同時に行うことを避けましょう．

調理をするときも十分な時間をかけて，まず，煮物，次に焼き物，次に……，と分けて行いましょう．焦らず，時間をかけて一つひとつ行うことが大切です．

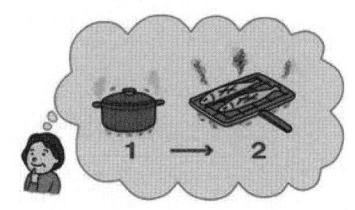

4）両手動作が行いにくいときは，片手動作で行いましょう．

洗顔・洗髪時に両手で行いにくいときには，片手で行いましょう．

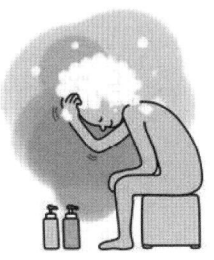

5）交互動作を行うときは，一方向の動きを意識しましょう．

歯ブラシを上下に動かすのではなく，下から上あるいは上から下への一方向の動きだけを意識して行いましょう．

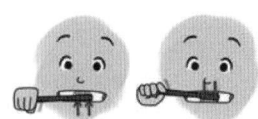

6）同じ動きを繰り返すときは，途中で動作を切り替えましょう．

歩行中に足の動きが小さくなったときは，少し違った方向に足を向けると，また足が出やすくなります．動作を切り替え，気分を切り替えて行いましょう．

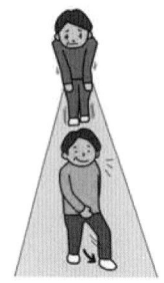

7）自分の手足や体をよく見て動作を行いましょう．

鏡を利用し，体をよく見て動きましょう．見えない位置で動作を行うときは，手足にギュッと力を入れ，手足のイメージを高めてから行いましょう．

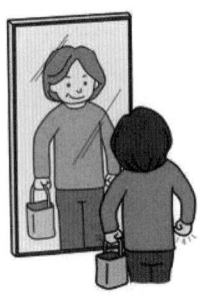

8）目印や対象物を利用して動作を行いましょう．

床に引いた線をまたいで歩き出す，家具に手を伸ばしながら起き上がる，壁の時計を見ながら立ち上がるなど，目印や物品を活用して動作を行いましょう．

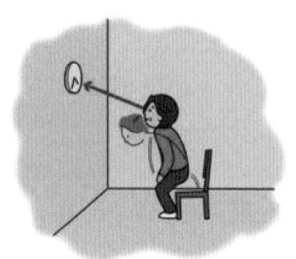

9）手で顔や体に触れてから動作を行いましょう．

髭剃りや化粧をする前に，手で十分に顔に触れ，顔の形のイメージを高めてから行いましょう．

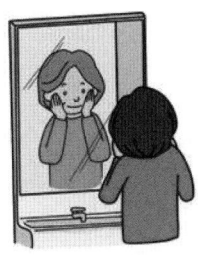

環境を整えることがとても大切です

10）体や目印が見えやすいように環境を整えましょう．

自分の体や目印となる物品が見えやすいよう，部屋を片付け，夜間は部屋を明るくしましょう．

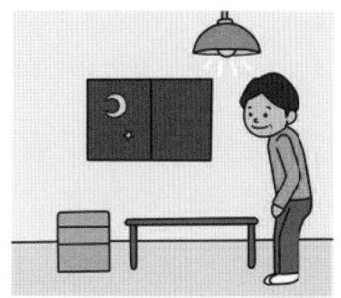

11）人の多い時間帯や場所を避けて外出しましょう．

人ごみを避け，電車や店などが空いている時間帯に外出しましょう．買い物にはビニール袋ではなく，形状変化が少ないバスケットタイプのマイバッグを用いましょう．

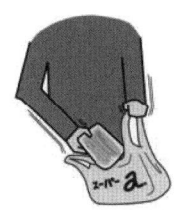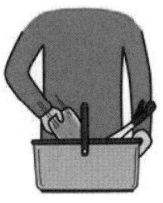

12）いつもの環境で，いつも通りの動作を行いましょう．

部屋を整理整頓するときにも，まったく模様替えをしてしまうのではなく，目印は残し，いつもの手順で慣れた動作が行えるようにしましょう．

住宅改修はできるだけ早期に実施し，慣れておきましょう．

不慣れな環境や状況で動作を行うときには，しっかりと段取りを考え，動きをイメージしてから行いましょう．

13）よく見て，手で触れて，距離感を確かめながら動作を行いましょう．

ベッドや便座に座るとき，机の間を通り抜けるとき，少し触れてから動作を行いましょう．

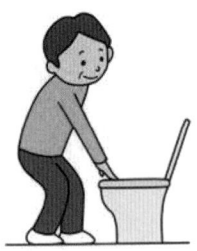

> 楽しい，やりたいという気持ちがとても大切です

14）楽しい，やりたい，などの感情が動作をスムーズにします．

好きな趣味やスポーツを行うときの，快く，やる気に満ちた気分は動作をスムーズにします．やりがいを持てる仕事も動作を行いやすくします．

> 繰り返すことで，動作の維持・改善が期待できます

15）毎日繰り返す動作は，よく保たれます．

得意だった編み物や楽器演奏が行えなくなっても，動きを考えながら繰り返し練習することで，再びできるようになった方もいらっしゃいます．行いにくくなった動作でも，集中的に練習することが効果的です．

コラム

当事者ごとに困難な動作と工夫は異なりますが，多くのエピソードをまとめてゆくと，共通した14種の特徴と15種の工夫のポイントが見えてきました．

なぜ，日常生活でこのような現象が生じるのでしょう．これを考えるには，パーキンソン病の運動機能や認知機能を考慮しなければなりません．

第2章では，これらの現象が生じる理由を，運動機能や認知機能に影響する脳機能と関連づけて示しました．

更衣動作

比較的症状が軽度な時期から困難を感じる動作の一つです．手足の動き，シャツやズボンの着方，衣類の大きさや素材などを工夫して行いましょう．

Q1. 自分の手足が見えないと，動作が滞ります．

体の後ろで上着の裾を整えたり，ズボンを上げ下げすることがしにくいのです．
手が袖の中に隠れると，動かしにくいです．
足がズボンの裾に引っかかって出しにくいです．

A1. まず，自分の手足をよく触り確認してから動作を行いましょう．
鏡を利用しましょう．
袖をたぐって輪状に束ねてから手を通すと，手が見え，動かしやすくなります．
ズボンの裾を輪状に束ねてから足を通すと，はきやすくなります．

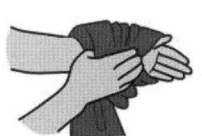 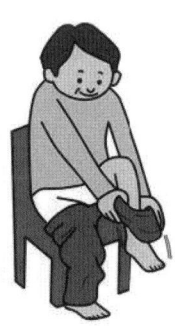

Q2. 意識していないと，うまく服を着ることができません．

A2. 動作手順を決め，イメージしてから行いましょう．
イメージしやすいように，いつも同じ手順で行いましょう．

Q3. 服の形がくしゃくしゃしていると着にくいです．

A3. 上着の袖やズボンの裾をまっすぐに整えてから動作を行いましょう．

Q4. 上着を着るときよりも，脱ぐときに時間がかかります．

A4. 脱ぎにくいときは「後ろえり」を持って引き上げましょう．
　手を抜くときは，「袖口」ではなく，肩部分を持って引き下げましょう．
　衣服は撥水性のよい，滑りのよい生地を選びましょう．

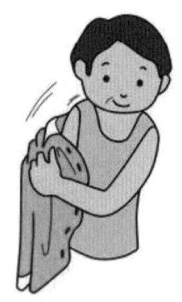

Q5. ボタンを穴に通せません．

特に，襟元のボタンは見えないので，とめにくいです．

A5. 鏡で，ボタンの形や穴の形を確認して行いましょう．
　穴にボタンを通すのではなく，逆にボタンを穴に合わせるよう意識して行いましょう．

Q6. 靴下をはくのに時間がかかります．

A6. 靴下を輪状に丸め，足先にかぶせるようにはきましょう．
　つま先を浮かせたり，かかとを浮かせるときには低い台を用いましょう．
　足の形に合わせて，靴下を引っ張る方向を変化させましょう．

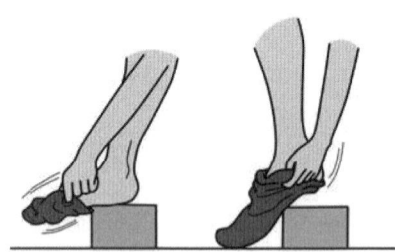

排泄動作

トイレ動作は狭い場所で，さまざまな動作を手際よく行わなくてはなりません．動作方法を工夫するとともに，動作しやすい環境を整えましょう．

Q1. ズボンの上げ下ろしが難しいです．

特に，おしりの部分が引っかかります．

A1. 手の使い方を工夫してみましょう．
ズボンの内側に手を差し込み，おしりの部分を引き上げましょう．
素材は伸縮性があり，腰回りに余裕のあるものを利用しましょう．
サスペンダーを利用してズボンを引き上げましょう．

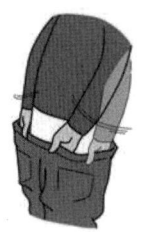

Q2. 便座にうまく座れません．

トイレ内でスムーズに方向転換ができません．
おしりの位置が，便器にうまく合いません．

A2. 床に足位置を示す目印（足型）をつけましょう．
目印（足型）に足を合わせて方向転換しましょう．
目印（足型）に足を合わせてから座りましょう．
動きたい方向に顔を向け，手を伸ばしてから方向転換しましょう．
ふくらはぎを便器につけてから座りましょう．

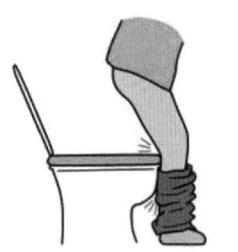 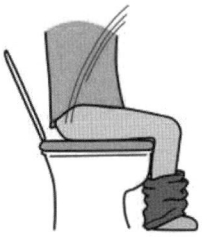

Q3. 便座から立ち上がりにくいです．

A3. 少し足を引く，前かがみになるなど，立つ動作をイメージして一つずつ動作を確実に行いましょう．

第1章　パーキンソン病の日常生活動作の工夫

Q4. 立位で排尿するとき，前かがみになってしまいます．

A4. 目線の高さに目印をつけ，姿勢を正しましょう．

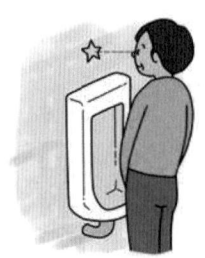

Q5. トイレの出入りがうまくできません．

ドアを開閉するとき，距離感がつかめず体をぶつけたり，倒れそうになります．ドアを開けながら，踏み出すことができません．

A5. ドアの開閉時に自分が立つべき位置を示す目印をつけましょう．
　一方の手を手すりや壁に置き，体を支えてドアを開閉しましょう．
　動作は一つひとつ順に確実に行いましょう．

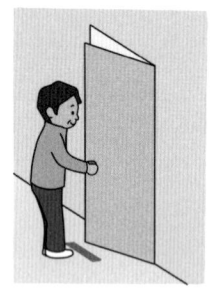

Q6. 外出先など不慣れなトイレでは動作がしにくいです．

A6. 手すりが設置されており，広くゆったりとしたトイレを選びましょう．

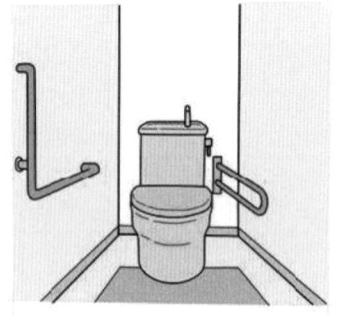

Q7. 夜間のトイレは方向がわかりにくいです．

A7. 夜間の動作時は，必ず廊下やトイレの照明を点灯して行いましょう．

入浴動作

入浴動作は滑りやすい環境で行う動作です．
慣れた動作を安全・安心に行えるよう工夫しましょう．

Q1. タオルが絞りにくいです．

A1. 両手でタオルを握ったまま，しっかりと肘を伸ばしましょう．

Q2. 両手で洗髪しにくいです．

A2. 片手で大きな動作を意識して，ゆっくり行いましょう．

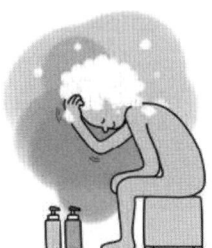

Q3. 目をつぶると怖くてシャワーができません．

A3. シャワーは，背もたれつきのシャワー椅子に座って安心できる姿勢で行いましょう．
　　シャンプーハットを用いることも手段の一つです．

Q4. タオルで背中をこするとき，手の動きが滞ります．

A4. 一方の手はタオルを持ったまま動かさず，他方の手だけを動かしましょう．

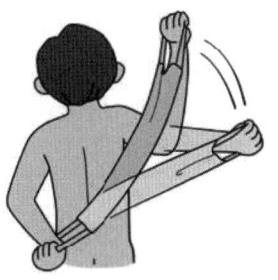

Q5. タオルで体を拭くとき，手に力が入りません．

A5. 鏡で体を確認しながら行いましょう．

Q6. 浴槽への出入りが難しいです．

A6. 動作手順を決め，イメージしてから行いましょう．

Q7. 「危ないな」，「狭いな」と感じると足が出にくくなります．

A7. 安心感が得られるよう工夫しましょう．
手すりや滑り止めマットなどを利用し，脱衣所や浴室内も整理整頓しましょう．

Q8. 浴室が暗いと動作が滞ります．

A8. 照明は適度に明るくしましょう．

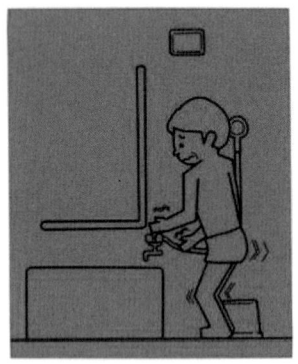 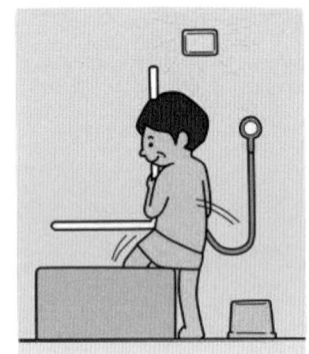

食事動作

食事動作は，箸でつまみ口に運ぶなど，細かな調節が必要な動作です．
よい姿勢を保ちながら行えるよう工夫しましょう．

Q1. 食べ物を口に運ぶとき，口元で見えなくなるとこぼしてしまいます．

A1. 口元が見えるように鏡を置いてみましょう．

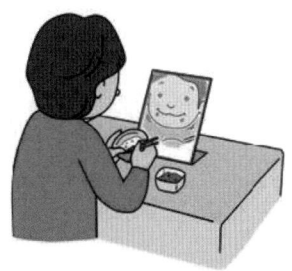

Q2. 距離感がつかめず，箸やスプーンが口の端に当たってしまいます．

A2. 箸やスプーンの先をよく見て，距離を確認しながら手を動かしましょう．

Q3. 食べ物を口に運ぶ動作を繰り返していると，手が止まってしまいます．

口も次第に開けにくくなります．

A3. 動作を止めて，一度，手を高く上げると動かしやすくなります．
食事前に顔のマッサージをしてから食べてみましょう．

Q4. 食事中，箸でうまくつまめなくなります．

A4. 箸を一本だけ持ち，鉛筆のように動かすと，再びつまみやすくなります．
一度手を止めて，箸を正しく持ち直しましょう．
箸先が合うように正しく持てているか，箸が平行になっていないか見直しましょう．

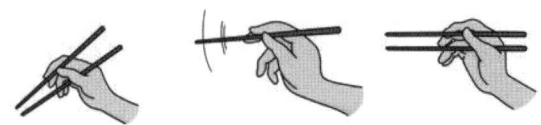

Q5. 座っていると次第に体が傾いてきます．

A5. 家具や電子レンジの縦線を目印にして，ときどき，意識して姿勢を正しましょう．

　　他の方法としては，肘付きの椅子を利用しましょう．

整容動作

整容動作は身だしなみを保ち，生活にメリハリをつけることのできる動作です．手の動きや道具を工夫して行いましょう．

Q1. 両手で洗顔すると手に力が入りません．なでるようになってしまいます．

A1. 片手で洗顔してみましょう．
顔の形を確認するように，手で十分に顔に触れてから，洗顔をしましょう．

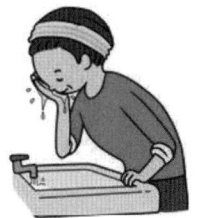

Q2. 洗顔時に目をつぶると，倒れそうになります．

A2. 片手で洗面台や手すりを持ち，一方の手で洗顔しましょう．

Q3. 歯ブラシをリズミカルに動かすことが難しいです．

A3. 上方向のみ，あるいは下方向のみの動きを意識して行いましょう．
手の動きだけでなく，首の向きを意識して行いましょう．

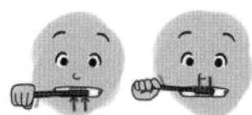

Q4. 髭剃りや歯ブラシの角度調節が難しいです．

A4. 鏡で動きを確認しながら行いましょう．
顔の形を確認するように，手で十分に顔に触れてから行いましょう．

Q5. 立位で歯磨きや洗顔を行うと，動作が滞ります．

A5. 洗面所に椅子を置き，座って行いましょう．

Q6. 化粧のとき，スポンジさえ重く感じます．

A6. 軽いコットンを使いましょう．
片手で動作を行いましょう．

Q7. 気分が乗らないときは，化粧が行いにくいです．

A7. 意欲の有無が動作のしやすさに影響します．
　　お化粧をしやすくするためにも，楽しく人と交流できる場を多く持つことも大事です．

起き上がり・立ち上がり

起き上がり・立ち上がりは歩行とともに頻度が高く，トイレ動作や入浴動作にも必要な動作です．体の動きや寝具を工夫して行いましょう．

Q1. スムーズに寝返りや起き上がりができません．

A1. 顔の向きや体をひねる方向をイメージしながら行いましょう．

ベッドに手を置く位置や力を入れるタイミングを考えながら行いましょう．

①布団をめくる，②顔と上半身をひねって横向きになる，③両足をベッドから下ろす，④肘を伸ばして上半身を起こす，という動作を順に意識して行いましょう．

ベッドマットは適度な硬さがあるものを選びましょう．電動ベッドの背上げ機能を利用することも有効です．

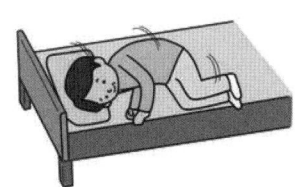 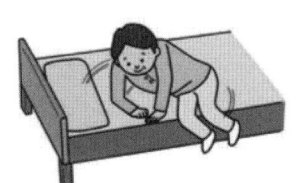 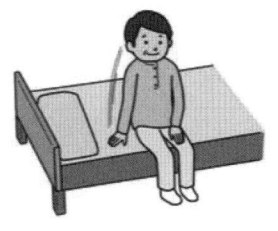

Q2. 特に，夜間は起き上がりにくいです．

A2. 夜間でも家具やドアが見える程度の補助灯を点けておきましょう．

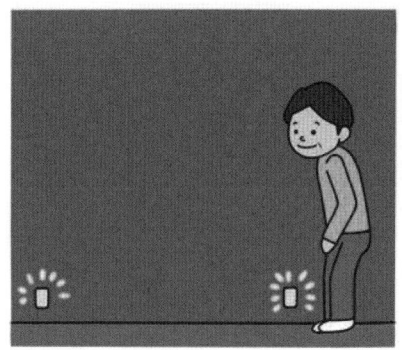

第1章　パーキンソン病の日常生活動作の工夫

Q3. 体に布団がまとわりつくようで，起き上がりにくいです．

ベッドシーツはとても重く感じます．

A3. 軽量で，体にまとわりつかない布団を使いましょう．
滑りやすい素材の布団カバーやシーツを用いましょう．

Q4. 布団をかぶっていると自分の体がどうなっているのかわかりにくく，体が動きません．

A4. 布団の中で，いったん手足に力を入れてから動きましょう．
このとき，布団の端から指や足先が見えるように出してから動きましょう．

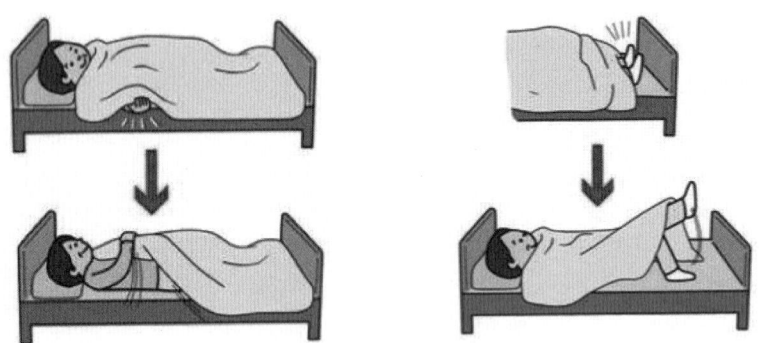

Q5. 長時間座ったあとは立ち上がりにくいです．

A5. 体を丸くする（前かがみになる）ことをイメージして行いましょう．
目印を利用すると立ち上がりやすくなります．

歩行 ①

歩くことはすべての動作に欠かせない基本的な動作となります．
歩き方を工夫し，環境を整えましょう．

Q1. 歩きはじめに足がすくみます．

A1. かけ声をかけたり，線をまたぐように足を出しましょう．
　　一歩足を引いてから歩き出す，あるいは斜め前方に足を出して歩き出しましょう．

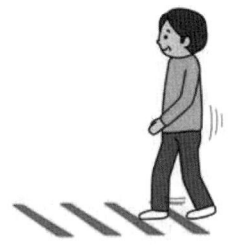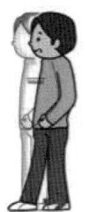

Q2. 狭いところや段差の手前で足がすくみます．

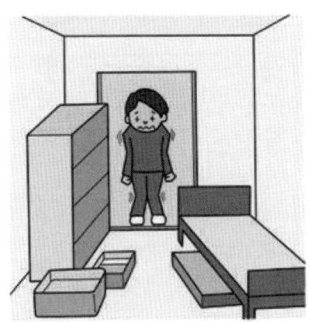

A2. 体の動かし方，歩き方をイメージしてから歩きましょう．
　　目的のところに何歩で着くかイメージしてから歩きましょう．
　　段差を越えるときの動きをイメージしてから歩きましょう．
　　部屋を整理整頓し，移動する場所を広く確保しましょう．

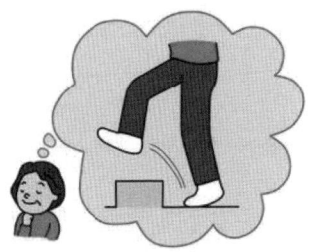

第 1 章　パーキンソン病の日常生活動作の工夫

Q3. 広いところから狭いところに入るとき,足がすくみます.

A3. いったん立ち止まり,通る幅を確認しましょう.

　見るだけでなく,ドアの端などに触れて幅を確認しましょう.

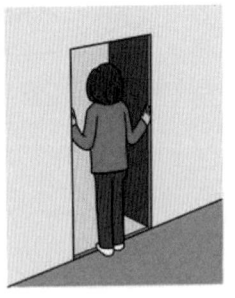

Q4. 方向転換が行いにくいです.

A4. 向かう方向に顔を向けてから体の向きを変えましょう.

　顔を向ける（視線を移す）ために目印を用いましょう.

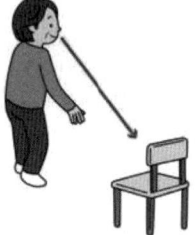

Q5. 意識していないと歩きにくくなります.

A5. 関節や筋の動き,重心の位置を意識して歩きましょう.

　太ももを高く上げ,かかとから足を下ろすことを意識しましょう.

　姿勢を正し,ゆっくり大またで歩くことを意識しましょう.

歩行②

Q6. 物を持つと歩きにくくなります．

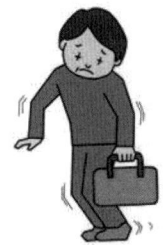

A6. 物を持ったときの重心の位置を意識して歩きましょう．
　　ハンドバッグよりも，ショルダーバッグやリュックサックを用いましょう．

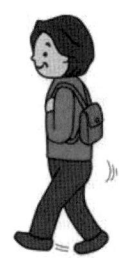

Q7. 曲線状の歩道に合わせて歩きにくいです．

A7. 左右の足の出し方を考えながら歩きましょう．
　　曲線のタイルなどを目印にして歩きましょう．

Q8. 人ごみでは歩きにくいです．

A8. 動く人に注意を向けすぎず，目標を見定めて歩きましょう．

Q9. 気持ちが焦るほど，うまく歩けません．

A9. 「歩こう」とばかり考えず，歩行①に示したように具体的な体の動かし方を意識しましょう．
　　一度，深呼吸をしてリラックスしてから歩きましょう．

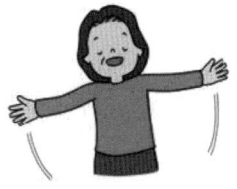

Q10. 「滑りやすくて危なそうだ」と思うだけで足がすくみます．

A10. 安心して動ける工夫をしましょう．
　　　滑り止めや手すりを取り付けましょう．
　　　屋内を明るくするなど，周りが見やすいよう工夫しましょう．
　　　安全のために，杖を携帯しましょう．
　　　屋外では，広くて安心感のある経路を選びましょう．

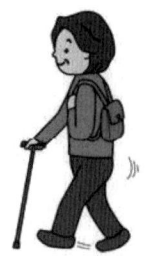

Q11. 移動介助をしてもらうとき，動けないことがあります．

A11. 介助をしてもらう前に，「ここを持つ，ここに足を出す」と視覚的に示してもらうと動きやすくなります．

交通機関の利用

外出には電車・バスの利用が欠かせません．また，自動車，自転車も大切な交通手段です．安全に十分注意して，動作手順を工夫してから行いましょう．

電車やバス

Q1. 電車降車時にスムーズに動けません．

A1. 降車前にはドア近くに移動し，つま先をドアに向けるなど，駅に着いたときに足を踏み出す準備をしておきましょう．
　　降車時にはどちら側のドアが開くか，あらかじめ確認しておきましょう．

Q2. 駅の改札を通ることが苦手です．

A2. 通り抜ける動きをイメージしてから動きましょう．
　　改札機に少し触りながら歩いてみましょう．

Q3. 切符を買うとき，財布からお金を取り出すことに苦労します．

A3. プリペイド式のICカードを利用しましょう．

自動車の運転

Q4. 運転時に歩道側の白線やセンターラインを見ているのですが，車が片側に偏ってしまいます．

車幅感覚や距離感が悪く，バックが行いにくいです．
慣れない場所での運転がうまくできません．

バイクや自転車の運転

Q5. 細い道や狭いところでは，乗りにくいです．

対向者がいるとストップしてしまいます．
人や車が急に出てきたときには対処できません．

A4・A5. 自動車やバイク，自転車は，大切な移動手段です．しかし，自分と他者の安全を確保することが何より重要です．
　　交通安全を第一に考え，自動車やバイク，自転車などの運転の可否を判断してください．

家事 ①

家事動作は複雑な手続きが必要であるため,早期から行いにくくなることがあります.道具や環境を整え,動作手順を考えながらゆっくり行いましょう.

料理

Q1. 焼き魚をつくりながら煮物をするなど,2つのことが同時に行いにくいです.

A1. 料理の手順を頭の中でリハーサルしてから,一品ずつつくりましょう.
料理する手順を書き出してから始めましょう.
手順ごとに,必要な調理道具や材料・調味料を準備してから始めましょう.
時間をかけて,一品ずつつくりましょう.
料理本を活用して手続きを確認しながら行いましょう.
例:調理道具や材料,調味料が写真で示されている本
　　各料理工程が写真やイラストで示されている本
　　材料や工程が順に示される電子機器

Q2. 卵を混ぜることがうまくできません.

A2. 一方向に箸を動かすよう意識し,卵を切るように混ぜましょう.

Q3. おにぎりがうまく握れません.

A3. おにぎりの型ぬき器を利用しましょう.
ラップの上にご飯をのせて,包むように片手で形を整えましょう.

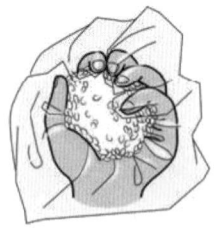

洗濯

Q4. 洗濯物をハンガーにかけることができません.

A4. 机の上に洗濯物を広げてハンガーを通しましょう.

Q 5. 洗濯物をたたむとくしゃくしゃになります．

洗濯物の角を合わせることが難しいのです．
たたむ手順を思い出せません．

A5. たたみ方を確認してから行いましょう．

机に置いた洗濯物を片手で押さえ，もう一方の手で角を合わせましょう．
たたみ方を示した絵や，道具を用いましょう．
洋服たたみボード クイックプレスなどの道具を使うのも一案です．

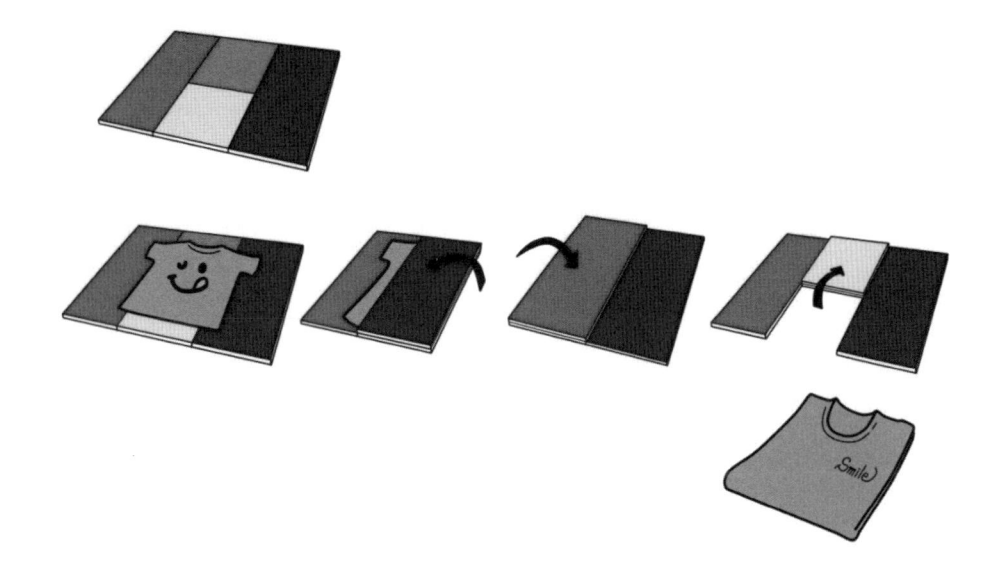

家事 ②

買い物
お金を払う

Q6. かばんから財布をスムーズに取り出せません．

A6. 財布をかばんに入れるとき，いつも同じところに入れておきましょう．

Q7. レジで財布から小銭やお札を出しにくく，慌ててしまいます．

慌てると，手が動かなくなります．

A7. 決まった額を支払うときは，あらかじめ準備しておきましょう．
まずはお札を出してから小銭を出すなどの手順を意識して，一つひとつ行いましょう．
小銭は手のひらに出して，レジ係の人に受け取ってもらいましょう．
支払いには電子マネーなどを活用しましょう．

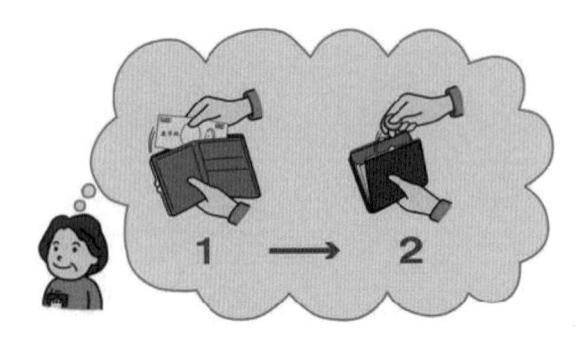

買い物袋に入れる

Q8. スーパーの袋の開け具合を調整しながら物を入れることができません．

スーパーの袋に何をどういう順番に入れるか迷ってしまいます．

A8. 手の動きや物品の形が確認できるよう，バスケットタイプのマイバッグを使用しましょう．
形状のはっきりしたものがお勧めです．

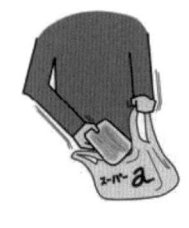

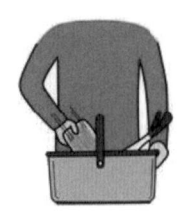

片付け

Q9. 手際よく片付けることができません．何時間もかかってしまいます．

やっているつもりなのに片付かないことも多いのです．

　　A9. 物品を片付ける場所を決めておきましょう．
　　　　　片付いているときの部屋や棚の写真を撮っておきましょう．

来客への対応

Q10. チャイムが鳴って，急いで対応しようとすると，すくんでしまいます．

　　A10. あらかじめ訪問時間を連絡してもらいましょう．
　　　　　約束の時間前には対応の手順を頭の中でリハーサルしておきましょう．
　　　　　　例：「印鑑を持つ，玄関まで行く，ドアを開ける，荷物を受け取る，印鑑を押す」

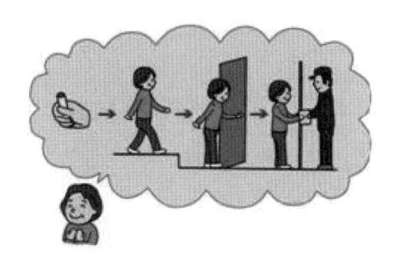

第1章　パーキンソン病の日常生活動作の工夫

コミュニケーション

　字を書く，パソコンで打つ動作だけでなく，話すことはコミュニケーションに重要な動作です．一つひとつの動きを意識して行いましょう．

Q1. パソコンのキーボードが両手で打ちにくくなってきました．

A1． 片手で打つ方法に変更しましょう．
　　　キーボード設定を片手入力用に変更しましょう．

Q2. パソコンのマウスがうまく使えません．

A2． キーボード設定を変更し，テンキーでマウス操作が行えるようにしましょう．
　　　タッチパネルで操作可能なパソコンの導入も一案です．

Q3. 白紙にペンで書くと字がゆがんでしまいます．

趣味の習字はうまく書けます．

A3． 書道を行うように，「ここに，こんなふうに，書こう」とイメージしてから書きましょう．
　　　文字の中央に罫線が位置するように意識し，大きく書きましょう．
　　　それでも困難な場合は，罫線の色を変えるなど注意を払いやすいように工夫しましょう．

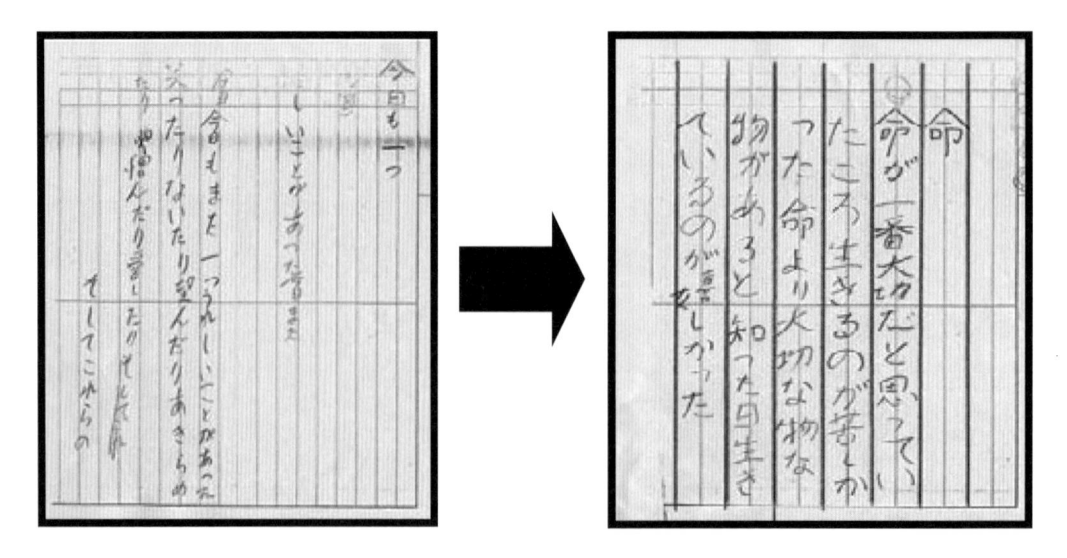

Q4. ペンで書くとき，手に力が入りすぎ，しだいに字が小さくなります．

　A4. ペンの握り方，力の入れ方，字の大きさを意識して書きましょう．

Q5. 字を続けて書けません．

　A5. 一度ペンを置き，力を抜いて握り直しましょう．
　　　書くときにも，力を入れる部分と力を抜く部分を考えながらゆっくりと書きましょう．

Q6. 封筒に便せんを入れるとき，縁に当たってうまく入りません．

クリアファイルにも書類がうまく入りません．

　A6. 両手に気を配らずに済むように，まず封筒を机に置き，平面で作業しましょう．
　　　封筒を片手で固定し，他方の手で便せんを封筒の縁に合わせながら入れましょう．クリアファイルも同様です．

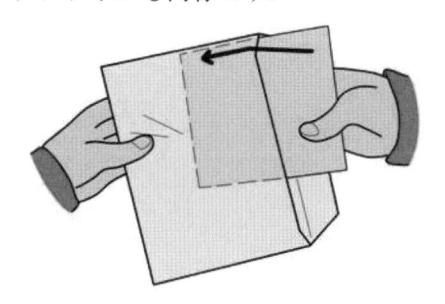

Q7. 口の動きが悪く喋りにくいのです．

　A7. 口や舌の動きを意識して喋りましょう．
　　　カラオケで大きな声を出し歌うことが，口の動きをよくします．

生きがい

仕事や趣味はとても大切です．
やりがいのある活動に取り組むことが，心身の機能によい影響を与えます．

Q1. 病気のためには，趣味も仕事も控えたほうがよいのでしょうか．

A1. 仕事，家事，趣味など，さまざまな活動を続けることが機能の維持・改善につながります．不活発で引きこもった生活にならないよう，やりがいのある活動に取り組みましょう．

【当事者の方々の言葉】

仕事をしていたときには，ほとんど病気に気づかれることはありませんでした．しかし，退職したとたん外出も減り，病状は一気に進みました．

日舞や剣道をしていたので，今も姿勢の崩れはありません．

カラオケで歌うようになってから声がしっかり出るようになりました．涎もずいぶん改善しました．

Q2. 普段は体が動きにくいのですが，大好きな趣味に取り組んでいるときは本当に体がスムーズに動きます．この落差が極端なのです．家族や近所の人から，自分勝手だとか怠けているだけではないのかと誤解を受けてしまいます．

A2. 当事者の方々の動作には，感情や心理状態が強く影響しています．このため，場面によって動きやすさに違いが生じ，誤解を生む原因となっています．

庭仕事，スポーツ，ダンス，カラオケなど，お気に入りの趣味を続けましょう．やりがいのある仕事を続けること，気心の知れた友人と交流することも大切です．

【当事者の方々の言葉】

旅行が大好き．旅先では大変調子がよく，いつもと違い，家族も驚くほどしっかり歩けます．

趣味の釣りに行くときには，重い荷物を持ちながらも歩くことができます．

自宅内では歩きにくいのに，趣味の卓球のときには，ボールを俊敏に追いかけることができるのです．これがとても不思議です．

新しい洋服やアクセサリーを身に着けると，気持ちがうきうきして，足の運びも軽やかになります．

好きな人と接しているときには体が動きやすいのです．

グラウンドゴルフのように標的があり，勝敗を競うスポーツは体が動かしやすいのです．

住宅改修

動作を行いやすくするために，住宅改修や福祉用具の利用を行いましょう．

Q1. パーキンソン病に手すりや福祉用具は効果的でしょうか．

A1. 安全確保のためにも，手すり設置や福祉用具の利用を行いましょう．

　　手すりの設置やベッドの利用が当事者の安心感につながり，動作時のすくみを軽減する効果もあります．また，手すりは体を支えるだけでなく，手を伸ばす場所の目印にもなります．

Q2. いつの時期に住宅改修や福祉用具の導入を行えばよいのでしょうか．

A2. 住宅改修や福祉用具の利用は早期に行い，使い方に慣れておくことがより効果的です．

　　自宅のトイレも，早くから手すりや洗浄機能つき便座を設置し，慣れておきましょう．

　　杖やベッドなどの福祉用具も早期から利用しましょう．

Q3. 住宅改修や福祉用具の利用時に注意することは何でしょうか．

A3. 慣れた環境でいつも通りの動作ができること，これが当事者の方々には重要です．いつも通りの動きを助けるような改修と道具の利用を行いましょう．

　　手すりは，いつも手を置く場所に必要な長さだけ設置しましょう．

　　大がかりな手すりの設置はかえって動作を妨げることがあります．

　　浴室内の椅子も，できるだけいつも通りの動きを妨げないように置きましょう．

Q4. そのほかに工夫すべきことは何でしょうか.

A4. 室内を整理整頓し，移動空間を広く保ちましょう．ただし，本人が目印にしている家具や物品は，いつも通りの動作に不可欠です．本人に十分確認してから整理整頓しましょう．

　慣れた動作が行えるよう，ベッドや椅子の置き場所を定めておきましょう．家事道具などもいつも同じ場所に整理しましょう．

　足を置く場所や目を向ける場所を示す目印を床や壁に設置しましょう．

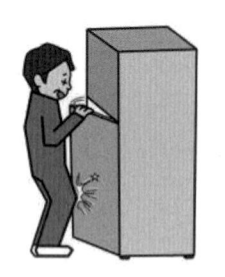

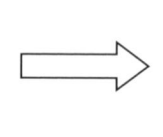

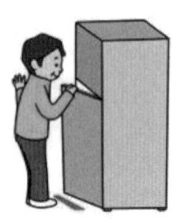

　夜間は，部屋を明るくするよう工夫しましょう．
　手の動きや姿勢が確認できるよう姿見（鏡）を設置しましょう．
　廊下やトイレ，浴室などの照明を明るくしましょう．

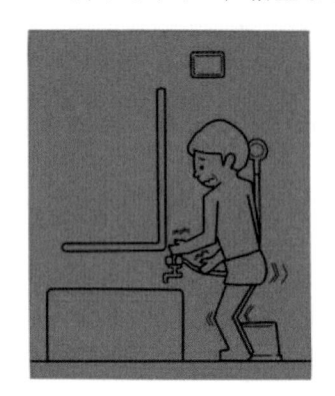

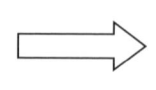

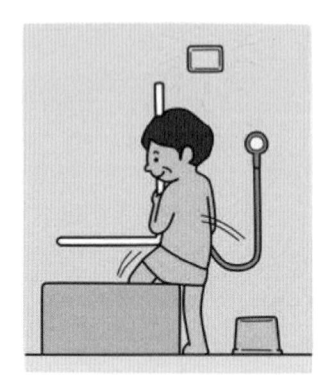

　路面や床面が傾いているスロープではバランスを崩すことがよくあります．
　むしろ，敷居や階段などの段差の存在が足を出しやすくします．

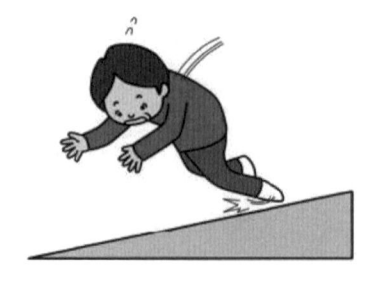

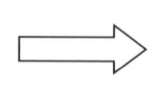

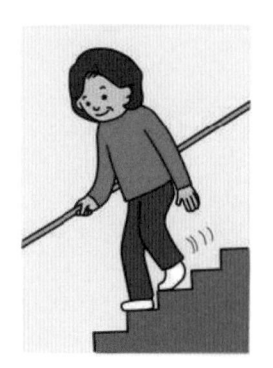

36　第1部　パーキンソン病の生活機能障害

ストレスと動き

　適度な緊張感は動きをスムーズにしますが，過度な緊張やストレスは動きを妨げます．リラックスして動作できるよう心がけましょう．

Q1. 急がされたり，いやなことを言われると動けなくなります．

　いやだなと思うだけで，動きにくくなります．
　緊張すると動けなくなります．

A1. 深呼吸をして心を落ち着けて，ゆっくりと動作するよう心がけましょう．
　　仕事や家事は調子のよい時間帯を考えて，調整しましょう．
　　ご家族や援助者にも，精神的緊張が動作を妨げ，安心感が動作を可能にすることを伝えましょう．

Q2. 家族や援助者が気をつけることはありますか．

A2. 「さっきはできたのに……どうしてできないの？」，「先生の前ではできたのに……」，「怠けているのでは？」という声をよく聞きます．時間や場所によってご本人のできることには大きな落差があります．このことにご家族の多くは混乱し，とまどっているのではないでしょうか．これらはパーキンソン病の方に共通する特徴なのです．どんなときに動きやすいのか，ご本人の動作をよく見て話を聞いてあげてください．
　　「早く，早く」とせかしすぎるとパーキンソン病の方は緊張し，かえって動きにくくなります．ご本人の動作は気分や気持ちに左右されやすいようです．時にはご本人のペースに合わせることも大事です．
　　また，動きを促す際の声かけは具体的にしましょう．「さあ，歩いて」ではなく「太ももを上げて」など，動かす部分を意識できるような声かけをしましょう．

（高畑進一・内藤泰男・戸松好恵・西川智子・細本愛子・牟田博行）

2 パーキンソン病の生活機能障害とその特徴

当事者の生活機能障害

　パーキンソン病（Parkinson's disease：以下 PD）当事者には振戦，固縮，無動，姿勢調節障害等の運動症状と，自律神経障害やうつなどの非運動症状がある[1]．最近では発症初期の高次脳機能障害の存在も知られるようになってきた[1,2]．しかし，詳細な生活機能障害は十分に知られていない．たとえば「平地では足がすくむが，階段は上れる」等の矛盾性動作[3]が，歩行以外の動作にも生じていることも知られていない．筆者らは，「困難に感じる動作と工夫」について調査した[4]．150名に及ぶ当事者インタビューからは，さまざまな特徴が明らかになった．

慣れていた動作が困難

　当事者に共通するのは，慣れた動作が困難になること．それは，「歩行」だけでなく，セルフケアや家事動作にも生じている．たとえば，「箸や鉛筆，包丁を上手に使えない」，「服の着脱ができない」，「掃除や料理ができない」等である．これらの困難には運動症状が影響していることもある．しかし，高次脳機能障害に起因する症状も存在する[1,2]．それは「初発症状はバッグから物を取り出せない，ハンガーに服が掛けられない等の不思議な症状だった」，「上着のどこに手を通せばよいのかわからない」，「洗濯物を畳む手続きを思い出せない」等である．さまざまな困難をさらに分析すると以下の特徴が浮かび上がった．

1．無意識に行う動作が困難，意識化（イメージ）することにより遂行可能

　「箸の正しい持ち方，動かし方を意識していると上手に使える」，「手足の動かし方，タイミングを意識すれば寝返り，立ち上がりが可能．考えずに動作するとできない」，「足がすくむとき，何歩で届くか，どの向きに足を踏み出すかイメージすると歩ける」，「書く前に字や形をイメージするとうまく書ける」．
　当事者には動作の無意識的遂行困難が生じており，対処方法は運動の意識化（イメージ）である．

2．動作遂行にイメージを用いるのはなぜか

　車の運転や調理を行う際，運動表出前に動作プランと運動プログラムが脳内で構成される．この過程は，動作学習の初期段階では意識的に行われ，やがて無意識的実行が可能となる[3]．このような動作学習と無意識的動作の表出に関与するのは，基底核，補足運動野

等である[5,6]．一方，PDの原因は中脳黒質細胞の変性によるドパミン不足であり，これが基底核の働きを低下させる．その結果，当事者は慣れた動作の無意識的実行が困難となる．これを代償する戦略が，まるで学習しはじめたころのように動作を意識化（イメージ）することである．しかし，意識化を用いたとしても当事者の動作能力は一定ではなく，動作の種類や状況によって難易が異なる．

3．複雑動作が困難

　動作の難易が異なる顕著な例は，単純動作に比較して複雑動作が困難という現象である．

1）複数の手続きからなる動作（系列動作）が困難

　「財布からお金を出して支払い，お釣りとレシートを財布に入れ，買い物かごを運ぶ」．当事者は，このような系列動作に困難を訴える．そこで用いるのは，時間をかけて各手続きを行う，電子マネーで手続きを簡素化する等の戦略である．

2）並列動作（同時動作）が困難

　「煮物をしながら魚を焼けない」，「ドアを開けながら踏み出せない」，「2つの動作を同時に行うと動きが止まる」．このとき，当事者が用いる戦略は並列動作を避け動作を一つひとつ確実に行うことである．

3）両手動作が困難

　「両手で洗顔・洗髪すると手が止まる．片手なら可能」，「ペットボトルと蓋が合うよう調節できない」，「封筒に手紙を入れる，クリアファイルに書類を入れる動作が難しい．両手に気を配りつつ行っている」．左右半球の協調が必要な両手動作が困難である．このとき，当事者が用いる戦略は，単純化（片側機能の利用）そして意識化である．

4）動作の速い切り替えが困難

　「歯ブラシをリズミカルに動かせない．上から下あるいは下から上の一方向だけを意識すれば可能．タオルで体をこするときも一方向だけを意識すると行いやすい」．

　これらは，交互反復運動障害がADL場面で生じた例である．対処方法は，やはり単純化である．

4．視覚情報の有無が動作に影響する

　動作の種類，状況によって難易が異なる他の例は，得られる情報によって動作が異なるという現象である．

　「食物を箸でつまみ口に運ぶとき，口元で見えなくなると急に手が止まる」，「手を後ろに回してズボンを上げるとき，手は十分に届くが動かし方がわからない」，「方向転換するとき，向かう方向に目印があると行いやすい」，「うす暗いと極端に足がすくむので，夜は家中の電気を点けている」，「布団の中では自分の体がどうなっているかわからず身動きできない．手足の一部が見えればその瞬間に動ける」．

　これらのエピソードは，目印や線等の外空間に存在する視覚情報だけでなく，自己身体の視覚情報が動作に影響することを示している．

5．なぜ視覚情報があれば動作が可能なのか

「平地で足がすくむが，階段は上れる」という現象は，基底核・補足運動野が関与する記憶誘導性の運動と，運動前野・後頭葉が関与する視覚誘導性の運動の乖離現象である[3,5,6]．通常2種の運動は状況に応じて間断なく組み合わされ，スムーズな動作を可能にしている．スプーンで食物をすくい（口元で見えなくなっても）口内まで運ぶのも，シャツやズボンを体の前後で整えるのも，2種の運動の組み合わせである．PDでは記憶誘導性の運動が困難になる．当事者が暗闇や布団の中等の視覚情報が不十分な状況で動けないのはこの現れである．このため，当事者は視覚情報に依存した動作方法を用いる．それが，線や目印，鏡，照明等を用いた動作である．つまり，当事者は記憶誘導性の運動困難を視覚誘導性の運動で補っている．

6．視覚情報の変化が動作に影響する

視覚情報の有無だけでなく変化が動作に影響する．「屋内で足がすくむが，広々とした屋外では解き放たれたように歩きやすい」，「広いところから狭いところに移動するときに足がすくむ」，「ビニール袋は形が変化するので入れにくい．四角い買い物かごなら入れやすい」，「人がいないと歩けるが人ごみでは歩けない．周囲の人が動くとふらつく」．

これらのエピソードは，視覚情報の変化が動作に影響すること[7]，当事者には視覚情報の恒常性が必要であることを示している．当事者には「慣れている．いつもと同じ」という恒常性だけでなく「今この瞬間に認知した視空間情報が次の瞬間にも変化しない」という恒常性が必要なのである．

7．動作困難の背景にあるのは身体図式と運動イメージの障害である

視覚情報の変化が動作困難の要因である．そこには，視空間情報と身体情報の統合障害が存在する．視覚情報があれば当事者が動きやすいことからすれば，主たる要因は身体図式と運動イメージ[8,9]の脆弱さと推察される．それを示すのは，以下のエピソードである．「距離感がつかめず，箸やスプーンが口の端に当たる」，「ドアに手を伸ばすとき，距離感がつかめず倒れそうになる」，「冷蔵庫のドアを開けるとき，体に当たる」，「ベッドや便座にまっすぐ座れない」．また，「歯ブラシをうまく歯茎に沿わせられない」，「髭剃りを顎に沿わせる角度調節が難しい」等，自己身体に働きかける動作のエピソードもこれらの脆弱さを示唆している．そこで当事者は「手を先に出す．指1本でもドアや家具の端にかければ，動くことができる．見るだけでなく，触ることが必要」，「椅子や便器に少し触りながら動作する」等の戦略を用いている．これらは，人々が暗闇で環境と自己身体との関係を確認しつつ動作する方法と酷似している．

8．画一的な動作方法と環境に対する被影響性

数々の動作困難に対し当事者が用いる戦略は視覚情報利用，意識化（イメージ），単純化等である．しかし疾患は進行性であり，遂行頻度が高く馴染みの環境下で行う動作と，そうではない動作には能力差が生じる．「慣れたトイレやお風呂でないと動けない」，「ちょっ

とした物の置き場が変わるだけで動作が困難」というエピソードはこの現れである．当事者は，慣れた動作を維持することに腐心している．このために環境の恒常性が重要なのである．

9．動作継続の重要性と動作再学習の可能性

疾患特性により，当事者の動作学習は困難と考えられがちである．しかし，動作継続の重要性，動作再学習の可能性を示すエピソードは少なくない．「練習を繰り返したら，また動けるようになった」，「手の動きが悪くなり，楽器演奏は中止していた．繰り返し練習し再び演奏可能になった」，「編み物が困難になったが，指や針の動かし方を意識して何度も練習し，また可能になった」．

再学習を目的とした動作継続が当事者の能力改善に役立つ可能性がある．しかも，過去に頻度多く繰り返した動作ほど，維持，再学習の可能性は高い．このとき，必要な運動を詳細に分析して繰り返すことが効果的なのである．

10．その他の特徴的困難

多くの当事者は，快-不快感情や適度な緊張感が動作に影響すると語った．

「浴室に手すりがあるだけで安心感があり，すくみが軽減する」，「いやだと感じると動作が止まる」，「きつい言葉で言われると動けない」，「不思議なことに，好きな物を取ろうとしたときには起き上がりやすい」，「好きなスポーツをしているときはどんどん動ける」，「好きな人と接していると動きやすい」，「仕事に行く日は，緊張感があり動きやすい」．

基底核は運動と情動をつなぐ役割を担っている[3,10,11]．これが心理状態や感情が動作に影響を及ぼす要因であろうと考えられる．

おわりに

以上，当事者の動作困難について特徴を述べた．今後，検証の必要なものも含んでいるが，すべて当事者の言葉から導き出されたものである．これらの情報が，当事者の生活機能の改善に役立てば幸いである．

（高畑進一）

文献

1) 大槻美佳：パーキンソン病の高次脳機能障害．*MB Med Reha* **76**：21-29，2007
2) Uluduz D, et al：Apraxia in Parkinson's disease and multiple system atrophy. *Eur J Neurol* **17**：413-418，2010
3) 山鳥　重，他（編），彦坂興秀，他（著）：眼と精神—彦坂興秀の課外授業．神経心理学コレクション，医学書院，pp86-168，2003
4) 高畑進一，他：パーキンソン病当事者における日常生活動作の困難とその特性．大阪作業療法ジャーナル **23**：57-63，2009
5) 丹治　順：脳と運動—アクションを実行させる脳．共立出版，pp107-117，1999
6) 丹治　順，他（編）：脳の高次機能．朝倉書店，pp79-88，2001
7) 樋口貴広，他：身体運動学—知覚・認知からのメッセージ．三輪書店，pp124-147，2008

8) 森岡　周：リハビリテーションのための脳・神経科学入門．協同医書出版社，pp73-97，2005
9) 山鳥　重，他（編），入來篤史（著）：道具を使うサル—Homo faber．神経心理学コレクション．医学書院，pp82-89，2004
10) 高草木薫：大脳基底核の機能—パーキンソン病との関連において．日生誌　**65**：113-129，2003
11) 高草木薫：大脳基底核による運動の制御．臨床神経学　**49**：325-334，2009

第 2 部
パーキンソン病の理解のために

1 疫学と治療—パーキンソン病の動向と最新療法

疫　学

　パーキンソン病（以下 PD）はアルツハイマー病に次いで，高頻度の神経変性疾患である．有病率は人口10万対120～150と推定される．65歳以上では人口10万対1,000といわれている．高齢者ほど発症率や有病率が上昇する．ほぼ人口の4人に1人が65歳以上の高齢者であるという超高齢社会が進展しているわが国では，今後もPDの有病率は上昇することが予想される．

　現在，全国の患者数は20万人と推定されている．厚生労働省特定疾患治療研究対策事業の対象疾患の中で，潰瘍性大腸炎の申請者数約7万人を大きく超えて申請者数は第1位である．

　鳥取大学脳神経内科によって継続されている米子市における疫学研究[1]によると，人口10万対の粗有病率は，1980年80.6，1992年117.9，2004年177.4と増加している．これらを2004年の全国人口に年齢補正した訂正有病率は，それぞれ147.5，148.2，164.5とやはり増加していた．高齢者のほぼ100人に1人がPDに罹患しているということであり，脳血管障害や認知症に次いで多い高齢者神経疾患である．なお，70歳以上の世代を除き，有病率に男女差はない．

病　態

　PDは原因不明の進行性神経変性疾患で，病理学的には中脳黒質緻密層のドパミン神経細胞が変性，脱落することによって，振戦，無動，筋強剛（以上，3主徴）が出現し，進行とともに姿勢反射障害も加わる（全部で4主徴）．最終的には起立・歩行が困難となり，車いす移動やベッド上生活に至る．振戦は手や下肢のふるえのことで，PDでは安静時に出現する．人によっては，顔面，舌や頸にも振戦が出現することがある．無動とは動作緩慢や運動量の減少を指す．筋強剛とは四肢の関節を他動的に動かした際に，鉛のパイプ様の抵抗（鉛管様筋強剛）や振戦も加わった歯車様の抵抗（歯車様筋強剛）を呈することである．姿勢反射障害とはバランス保持の障害である．安静時振戦を伴うPDが多いが，振戦を伴わないPDもみられる．

　病理学的には，黒質ドパミン細胞の神経終末（前シナプス）からドパミン放出が低下するために，大脳基底核線条体（被殻，尾状核）のドパミン受容体（後シナプス）への信号伝達が低下する．このため運動症状が出現する．したがって，ドパミン系の活動を高める薬物や手術によって運動症状が改善する．

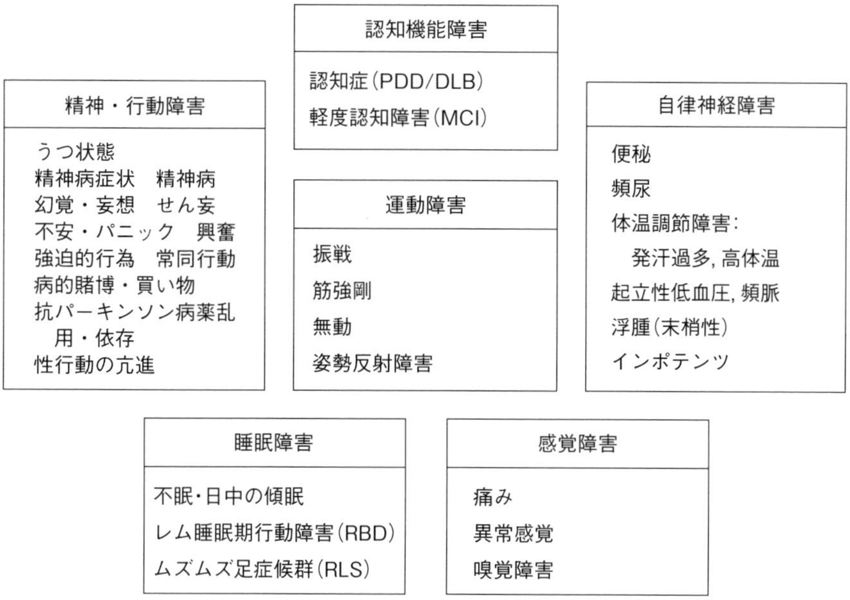

精神・行動障害	認知機能障害	自律神経障害
うつ状態 精神病症状　精神病 幻覚・妄想　せん妄 不安・パニック　興奮 強迫的行為　常同行動 病的賭博・買い物 抗パーキンソン病薬乱 　用・依存 性行動の亢進	認知症（PDD/DLB） 軽度認知障害（MCI） **運動障害** 振戦 筋強剛 無動 姿勢反射障害	便秘 頻尿 体温調節障害： 　発汗過多，高体温 起立性低血圧，頻脈 浮腫（末梢性） インポテンツ

睡眠障害	感覚障害
不眠・日中の傾眠 レム睡眠期行動障害（RBD） ムズムズ足症候群（RLS）	痛み 異常感覚 嗅覚障害

図1　パーキンソン病の非運動症状〔文献2）より改変引用〕

　しかし，進行例ではドパミン系のみならず，ノルアドレナリン系，セロトニン系，アセチルコリン系など広範に神経伝達物質の異常をきたしている．さらに，ペプチド系やグルタミン酸系，GABA（γ-アミノ酪酸）系にも部位によっては異常をきたしている可能性がある．また，中脳から上行するドパミンニューロンには，黒質線条体系のみならず，中脳辺縁系，中脳皮質系があり，これらの系も障害される．したがって，進行例の治療は複雑で難しいものになっている．

　近年，PDでは運動障害以外の精神症状，認知機能障害，自律神経障害，睡眠障害，感覚障害などの非運動症状も注目されるようになった（図1）[2]．

　このように，PDは末梢自律神経系から脊髄，中枢神経系までに広範に出現するLewy小体を伴う神経変性疾患であり，全神経系障害性の疾患であることが認識されるようになった．このような概念をLangston[3]は，パーキンソン病複合（Parkinson's complex）と呼んでいる（図2）．PDにおいては，黒質の障害による運動症状が出現するまでに，10年も20年も前から発症病態が始まっていると考えられている．したがって，近年では非運動症状を早期にとらえることによってPDの進行抑制，運動障害の発症阻止などを目指す治療研究や早期診断マーカーの開発研究が盛んに行われるようになった．LangstonのParkinson's complexの概念図の中で氷山の海面下にある病変部位によるところの便秘，嗅覚脱失，REM睡眠期行動障害（RBD）は，早期診断のマーカーとして注目されている．

　一方，Braakら[4]はLewy小体はまず迷走神経背側核と嗅球に始まり，次第に脳幹を上行して縫線核，青斑核，脚橋核，黒質を障害し，さらに上行してMeynert基底核，扁桃核を障害して，最後に大脳皮質にまでLewy小体を形成するという病理学的ステージングの学説を提唱している．

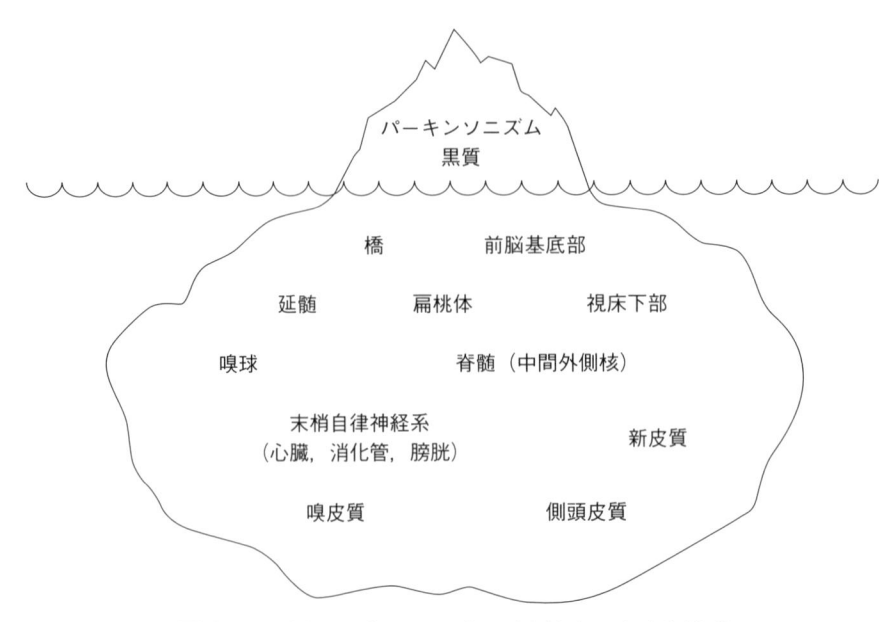

図2 Parkinson's complex〔文献3）より改変引用〕

　なお，広汎に大脳皮質にLewy小体が形成されると認知症を呈する．この認知症はLewy小体型認知症（DLB）と呼ばれ，高齢者の認知症の原因疾患の約10％を占め，アルツハイマー型認知症，脳血管性認知症に次いで高頻度の認知症である．なお，認知症を伴うパーキンソン病（PDD）の概念もあるが，近年では，病理学的にはPDDとDLBは同一の病態と考える研究者が多い．

　また，Orimoら[5]は発症ごく早期に心臓交感神経の節後線維が障害をきたすことを報告している．この障害はMIBG（metaiodobenzylguanidine）をトレーサーとした心筋シンチグラムの取り込み低下として捉えられ，臨床的には^{123}I-MIBG心筋シンチグラフィ検査に応用され，PDの早期診断や他のPD類縁疾患との鑑別に役立っている．

　近年，分子生物学・分子遺伝学の進歩につれて，家族性PDの原因遺伝子の究明が相次いでなされ，現在13種類の遺伝子あるいは遺伝子座が同定されている（PARK1～13）[6]．これらの家族性PDは全PD患者数の約5％と推定され，わずかであるが，これら家族性PDの研究は特発性PDの病態機序の研究に大いに寄与している．Chungら[7]や葛原[2]は，PDの分子生物学的発症機構について，以下のように推定している．

　黒質神経細胞において，蛋白の立体構造が変化した異常α-シヌクレインが形成された場合に，正常ではユビキチン化あるいは自己貪食機能によって分解され無毒化される．しかしながら，PDでは，何らかの内因や外因（加齢，遺伝子，酸化ストレス，ミトコンドリア異常など）が原因となってこの分解機構が障害される．その結果，細胞毒性を有する異常のα-シヌクレインが蓄積し（Lewy小体形成），神経細胞死が誘導されるというものである．この仮説に基づいた新薬開発の試みも行われている．

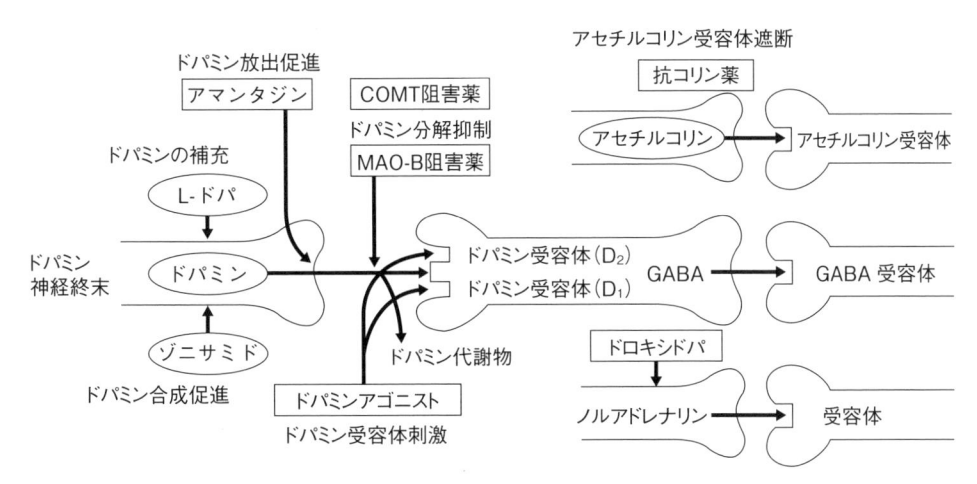

図3 パーキンソン病治療薬の作用部位〔文献8）より改変引用〕

治療

現在のPD治療の中心は薬物療法である．しかし，現状の薬物療法は対症療法であり，症状の進行を止めることはできない．その薬物療法の隙間を埋める目的で，脳深部刺激療法（deep brain stimulation：DBS）も行われている．

1. 薬物療法

単純に考えれば，PDではドパミンが減少しているので，レボドパを投与するドパミン補充療法が最も理にかなっている．しかし，長期投与により症状の日内変動（ウェアリング・オフ現象など），ジスキネジア，精神症状などの問題が起きてくる．このため，レボドパのほかにも種々の治療薬が組み合わされて使われている（図3）[8]．

1）レボドパ（L-ドパ）

薬物療法の中心は，今なおレボドパである．レボドパは脳内に入り，芳香族アミノ酸脱炭酸酵素の作用でドパミンに変わり，減少しているドパミンを補充して，振戦，無動，筋強剛，歩行障害などの運動症状に効果を現す．しかし，姿勢反射障害には必ずしも有効ではない．レボドパによる治療が長期になると，その有効性も低下し，このため投薬量も増加する．また，効果の不安定性や変動性，不随意運動（ジスキネジア）あるいは幻覚（特に幻視）が出現しやすくなる．レボドパ単剤で治療した場合，末梢組織でもドパミンへの代謝がすすむため，消化器系，循環器系の副作用の原因となる．また，レボドパは血液脳関門を通過するが，ドパミンは通過しないため，大量のレボドパを服用しなければならない．レボドパのうちのごく少量が脳内に移行し，ほとんどが末梢組織でドパミンに変換されて脳内に移行しない．したがって，現在はレボドパ・末梢性ドパ脱炭酸酵素阻害薬（DCI：decarboxylase inhibitor）配合剤を服用している．このDCIは末梢にてレボドパからドパミンへの代謝をブロックするが，血液脳関門を通過しないので，脳内でのドパミンへの代謝はブロックしない．この配合剤による治療によって，レボドパの必要量が削減さ

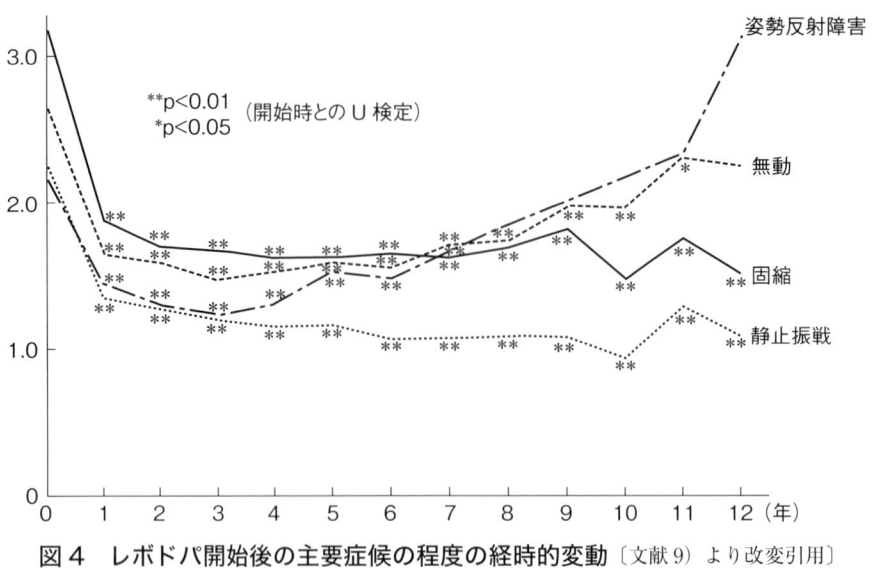

図4 レボドパ開始後の主要症候の程度の経時的変動〔文献9)より改変引用〕

れ,消化器系の副作用も減少した.

加瀬ら[9]はレボドパ治療によって固縮,振戦は10年以上改善した状態が続くが,姿勢反射障害は8年経過すると有意な改善がみられなくなると報告している(**図4**).この報告では,レボドパの薬効時間が短縮するウェアリング・オフ(wearing-off)現象は,4年で約30%の患者にみられたとしている.その他の報告でもウェアリング・オフ現象は4~5年で20~40%の患者に出現している[10].すなわち,発症後3年間くらいは,DCI配合のレボドパ100 mg内服で5~6時間効果が持続しており,これを朝・昼・夕と1日3回100 mgずつ内服すれば薬効が減衰するオフ(off)時間はみられない.しかし,発症後4年以後になると患者によっては薬効のあるオン(on)時間が2~4時間に短縮し,次の服薬までに薬効が低下し,無動が現れてくるオフ時間が出現する.また,服薬時間とは無関係に突然スイッチが切れたように無動になったり(オフ),突然スイッチが入ったように動けるようになったり(オン)するon-off(オン・オフ)現象もみられることがある.機序としては,ドパミン受容体感受性の変化も一要因と考えられている.

運動合併症の一つであるレボドパ誘発性ジスキネジアは,レボドパ治療4~6年で36%程度に発症する[11].このジスキネジアは頚,四肢,体幹,舌,顔面の不随意な舞踏運動で,ほとんどがレボドパ血中濃度の高いon時に一致して現れる(peak-doseジスキネジア).機序としては,脱神経したドパミン受容体への波状のドパミン刺激が重要と考えられている.

以上のウェアリング・オフ現象やジスキネジアなど運動合併症に対して,レボドパの少量頻回投与が行われている.なお,これらの運動合併症は高齢発症者よりも若年発症者に多くみられる.

2) ドパミン受容体作用薬(ドパミンアゴニスト)

ドパミンアゴニストで治療を開始すると,ジスキネジアやウェアリング・オフなどの運

動合併症の発症を遅らせることが示されている．若年発症者ではジスキネジアを生じるリスクが高いことから，若年者ではドパミンアゴニストで開始するほうが患者に有益である．「パーキンソン病治療ガイドライン2011」[12]の初期（未治療患者）の治療のアルゴリズムでは，症状が重い，転倒のリスクが高い，仕事への支障が出るなど，早急な症状改善の必要性が高い場合は，レボドパで開始することが推奨されている．また，高齢（70～75歳以上），認知機能障害・精神症状のいずれかを合併している場合もレボドパで治療を開始することが推奨されている（図5）[12]．高齢者では運動症状の進行が速い傾向があり，ジスキネジアを生じる割合が低いことから，レボドパで治療するほうが患者に有益である．認知機能障害・精神症状のある場合には，安全性の面でレボドパで治療することが推奨されている．

以上の場合以外は，ドパミンアゴニストで治療を開始し，増量しても症状の改善が不十分であれば，レボドパを使用する．レボドパで治療を開始した場合も，症状の改善が不十分であればドパミンアゴニストを併用することが推奨されている（図5）[12]．

ドパミンアゴニストには，麦角系のブロモクリプチン（商品名：パーロデル®），ペルゴリド（ペルマックス®），カベルゴリン（カバサール®）があり，非麦角系のプラミペキソール（ビ・シフロール®，徐放剤のミラペックス®），ロピニロール（レキップ®，徐放剤のレキップCR®）がある．

近年，麦角系アゴニストの副作用として，セロトニン5-HT$_{2B}$受容体刺激作用によると思われる線維化が原因の心臓弁膜症が指摘された[13]．また，皮下浮腫，胸水貯留，後腹膜線維症なども副作用としてあげられている．このため，麦角系アゴニストは第一選択薬から除外され，ドパミンアゴニストの第一選択薬としては，非麦角系アゴニストが推奨されている．

一方，非麦角系アゴニストの副作用として問題視されていることでは，突発性睡眠（睡眠発作）がある．これは，眠気などの前触れなく睡眠が突発するもので，このような副作用を有する者が，自動車運転や高所作業に従事することは危険である[14]．

その他，ドパミンアゴニストには，いわゆる「つわり」のような嘔気が出現することがまれにある．これが原因で食欲不振，脱水に至ることもあるので注意が必要である．

3）モノアミン酸化酵素B（MAOB）阻害薬

モノアミン酸化酵素B（monoamine oxidase B：MAOB）阻害薬は，ドパミンやセロトニンの分解酵素であるMAOBの働きを阻害することによって，脳内のドパミン濃度を40～50％上昇させると報告されており[15]，パーキンソン症状を改善させる．わが国で使われているMAOB阻害薬はセレギリン（エフピー®）である．早期パーキンソン病では，セレギリンの単独投与は軽度の効果を認め，初期からのレボドパ併用ではレボドパ服用量の減量効果がある．しかし，長期継続服用では不随意運動（ジスキネジアなど）の出現頻度は高い．

DATATOPコホートを用いた統計学的モデルによる推測では，レボドパとセレギリンの併用により，それぞれ単独で投与するよりもパーキンソン症状の進行を抑制し，その効果は長期間維持されていた[16]．また，すくみ足（歩行のスタート時，足がすくんで一歩が踏み出せない状態）の発現に対するセレギリンの効果を検討したところ，セレギリンはすくみ足発現リスクを53％抑制していた[17]．

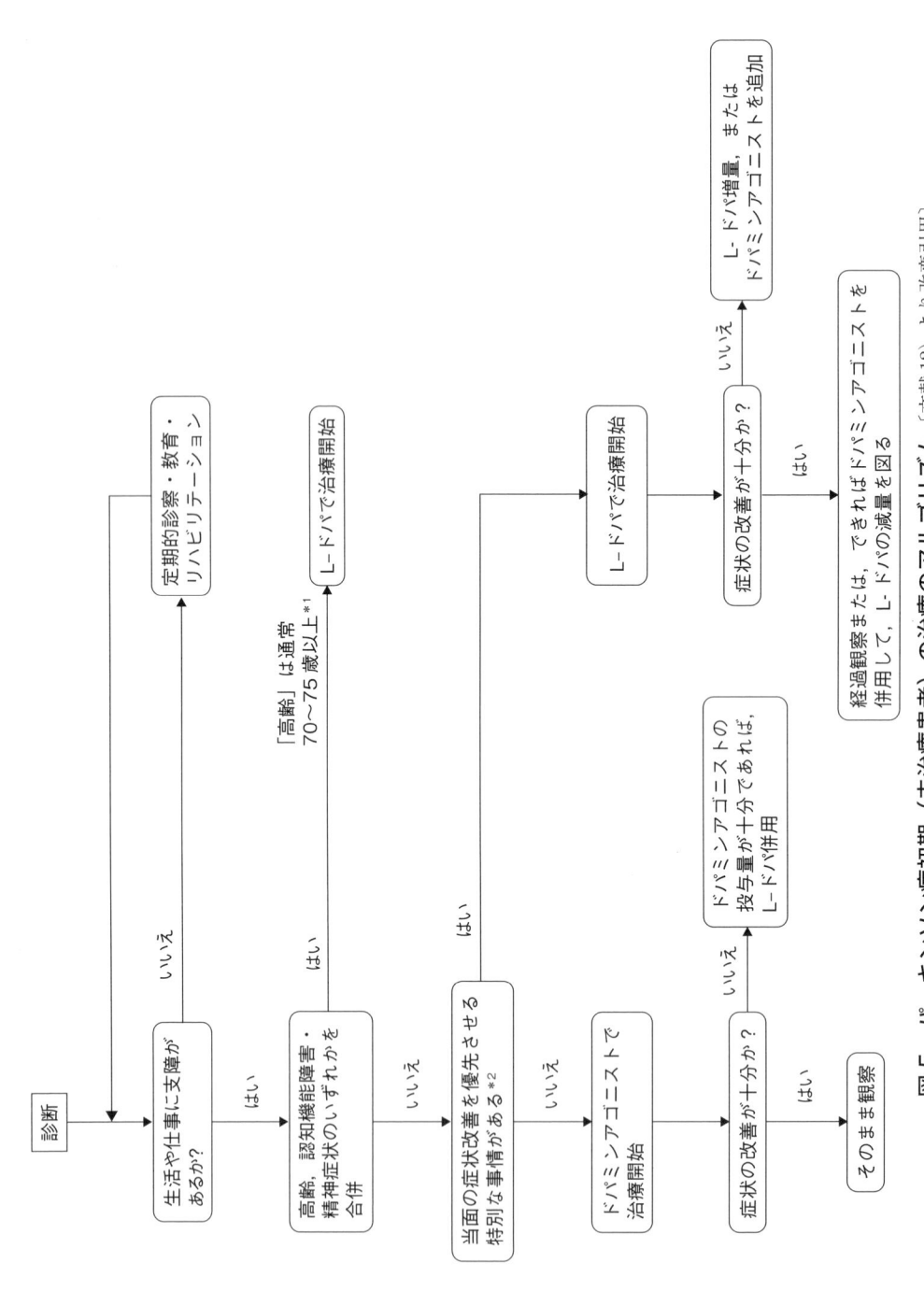

図5 パーキンソン病初期（未治療患者）の治療のアルゴリズム〔文献 12) より改変引用〕

*1 年齢については，エビデンスはないものの，通常 70～75 歳以上を高齢者と考えることが多い．
*2 たとえば，症状が重い，転倒のリスクが高い，あるいは患者にとって症状の改善の必要度が高い場合などが相当する．

Pålhagenら[18]によると，セレギリン治療群においてPDの臨床症状悪化の遅延が認められ，7年間にわたる長期効果の維持が示された．また，ウェアリング・オフが出現するまでの期間もセレギリン治療群で遅いことが証明された．
　以上から，臨床的には未治療，早期のPDにおいて，セレギリン単独療法を開始したり，レボドパ治療開始時にセレギリンを併用したりするのも，病期の進行抑制への効果が期待できるものと考える．ただし，ジスキネジアがすでに出現している患者ではセレギリン併用は避けるべきである．

4）カテコール-O-メチル基転移酵素（COMT）阻害薬

　カテコール-O-メチル基転移酵素（catechol-O-methyltransferase：COMT）阻害薬のエンタカポン（コムタン®）は，ドパ脱炭酸酵素阻害薬（DCI）とは別ルートで末梢におけるレボドパの分解を抑制することにより，レボドパの血中濃度を高める．COMTによって，レボドパの代謝産物である3-O-methyldopa（3OMD）の血中濃度が上昇するが，3OMDは血液脳関門通過において，レボドパと競合するため，レボドパが血液脳関門を通過しにくくなる．したがって，COMT阻害薬はレボドパの血液脳関門通過をも促進する．したがって，レボドパ治療にエンタカポンを併用することによって，レボドパを減薬することができる．また，ウェアリング・オフに対して，オン時間の延長効果が確認されている[19]．しかし，レボドパ単独群よりエンタカポン併用群のほうがジスキネジアの発現時期が早くなり，また，発現率も高い[20]．ジスキネジアのほかに悪心も主な副作用で，無害であるが尿が褐色に変色する．

5）アマンタジン

　アマンタジン（シンメトレル®）はドパミンニューロン終末からのドパミン放出作用をもっており，早期パーキンソン病に有効である．また，抗ジスキネジア効果があり，ジスキネジアを伴う進行期パーキンソン病に有効である．副作用としては，足・下腿の浮腫や幻覚（特に幻視）がある．

6）抗コリン薬

　PDではドパミンニューロンの機能低下のために，アセチルコリンニューロンの活動が亢進しているが，抗コリン薬（アーテン®など）はそれを是正する．早期のPDに有効で，特に振戦に対して有効である．抗コリン薬は緑内障，重症筋無力症，尿路閉塞性疾患には禁忌である．また，大脳皮質のアセチルコリンを減少させ，認知機能が低下する可能性があることから60歳以上の高齢者には慎重に用いる必要がある．

7）ドロキシドパ

　PDでは進行に伴い脳内のノルアドレナリンが低下するため，これを補給するためにその前駆物質であるドロキシドパ（ドプス®）を投与する．すくみ足や自律神経障害の一つである起立性低血圧を改善する．しかし，すくみ足に対する治療率は高くない[21]．

8）ゾニサミド

　ゾニサミド（トレリーフ®）はもともと抗てんかん薬として用いられていたが，近年，パーキンソン症状改善効果があることが見いだされた[22]．ゾニサミドは線条体のドパミン量増加作用，ドパミン放出増加作用，MAOB阻害作用などを有し，抗パーキンソン作用に関連している．眠気の副作用があるため就寝前に25 mgを内服する．

９）新薬の登場

新たに，ロチゴチン（ドパミン受容体サブタイプすべてとセロトニン 5-HT$_{1A}$ 受容体にはアゴニスト活性を，アドレナリンの a_{2B} 受容体にはアンタゴニスト活性を有する非麦角系ドパミンアゴニストで貼付剤，商品名：ニュープロ®），イストラデフィリン（アデノシン A$_2$ 拮抗薬，商品名：ノウリアスト®），アポモルフィン皮下注射剤（非麦角系ドパミン D$_1$・D$_2$ アゴニスト，商品名：アポカイン®）が臨床現場で使用されている．

10）運動合併症や幻覚・妄想に対する治療

進行期 PD において頻度の高い運動合併症は，ウェアリング・オフ，すくみ足やレボドパ誘発性ジスキネジア（特に peak-dose ジスキネジア）である．また，日常生活に大変悪影響を及ぼす精神症状には，幻覚・妄想があげられる．そこで，これらの症状に対して，「パーキンソン病治療ガイドライン 2011」で推奨している治療アルゴリズムを提示する[12]．個々の患者すべてに該当するわけではないが，大変参考になるものである．

（１）ウェアリング・オフの治療アルゴリズム（図 6）[12]

ウェアリング・オフの治療は，オフ時間の短縮，オフ時の症状改善のために行う．レボドパ，ドパミンアゴニストの調整で無効ならば，エンタカポンまたはセレギリン，またはゾニサミドの併用を検討する．これらの補助薬は互いに併用することも可能である．ウェアリング・オフを呈する患者は，薬剤の治療域が狭くなっているため，ジスキネジアや幻覚が出現しやすい．治療では可能な限り，これらの副作用を避けるための薬剤選択や全体的な薬剤調整が必要である．レボドパの頻回投与も重要である．

（２）すくみ足の治療アルゴリズム（図 7）[12]

すくみ足は他の主要運動症状が残っている薬剤低用量の場合は，抗 PD 薬を増量する．オフ時のすくみ足ではウェアリング・オフへの対策を行う．オン時のすくみにはドロキシドパを投与する．無効の場合，PD の症状はリズム障害からくるという観点から，視覚や聴覚のキューを提供する．

（３）peak-dose ジスキネジアの治療アルゴリズム（図 8）[12]

以下の順序で対処することが推奨されている．

　　a．併用していたセレギリンやエンタカポンを減量中止する．
　　b．レボドパの 1 回量を減量して服薬回数を増す．
　　c．レボドパの 1 日量を減量し，不足分をドパミンアゴニストで補充する．
　　d．アマンタジンの投与あるいは増量．
　　e．手術療法：視床下核刺激術が有効．

（４）幻覚・妄想の治療アルゴリズム（図 9）[12]

PD の非運動症状のうち，精神症状，特に幻覚・妄想の出現は，患者の日常生活活動を著しく脅かすものである．幻覚・妄想はパーキンソン病病態による中枢神経系の変性・脱落（内因），薬物（外因），身体・心理・環境要因（促進因子：発熱，脱水，入院，転居など）を背景に出現する．内因としての中枢神経系の変性・脱落は，ドパミンニューロンのみならず，アセチルコリンやセロトニンニューロンにも広がっている[12]．

幻覚・妄想の治療としては，まず促進因子の是正，薬物の見直しを行う．薬物の見直しでは，直近に加えた薬物を中止し，なお改善しなければ，抗コリン薬，アマンタジン，セ

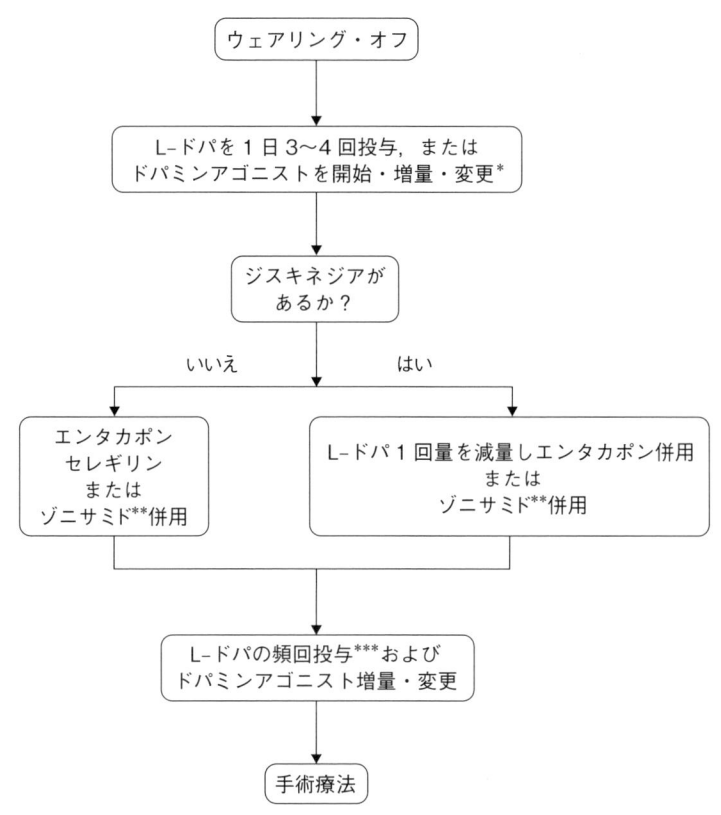

図6 ウェアリング・オフの治療アルゴリズム〔文献12）より改変引用〕

```
ウェアリング・オフ
  ↓
L-ドパを1日3〜4回投与，または
ドパミンアゴニストを開始・増量・変更*
  ↓
ジスキネジアがあるか？
 ├─いいえ→ エンタカポン セレギリン または ゾニサミド**併用
 └─はい→ L-ドパ1回量を減量しエンタカポン併用 または ゾニサミド**併用
  ↓
L-ドパの頻回投与***および
ドパミンアゴニスト増量・変更
  ↓
手術療法
```

　*ウェアリング・オフ出現時は，投与量不足の可能性もあるので，L-ドパを1日3〜4回投与にしていない，あるいはドパミンアゴニストを十分加えていない場合は，まず，これを行う．
　**ゾニサミドは25 mgではoff症状の改善を，50〜100 mgでoff時間の改善を認めた．現在保険で認められているのは25 mgのみである．
　***1日5〜8回程度．

レギリンを中止する．さらに，なお改善しなければ，ペルゴリド，プラミペキソール，ロピニロールなどドパミンアゴニストを減量〜中止する．また，エンタカポンやゾニサミドも中止する．最終的には，レボドパのみによる治療を目指し，レボドパを減量することもある．以上の抗PD薬を減量・中止しても，なお改善しなければ，クエチアピン（セロクエル®）やリスペリドン（リスパダール®）などの非定型抗精神病薬を使用する（図9）[12]．これらは精神症状を改善しつつ，運動症状の悪化も軽度にとどめる．ドパミンD_2受容体の部分アゴニストのアリピプラゾール（エビリファイ®）は運動症状をほとんど増悪させることなく精神症状を安定化させる．

　一方，幻視に対して，漢方薬の抑肝散®[23]やアセチルコリンエステラーゼ阻害薬のリバスチグミン（リバスタッチ®，イクセロン®）[24]が有効との報告がある．

2. 脳深部刺激療法（DBS）

　現在，PDの手術療法としてDBSが主流となっている．これは，視床下核に留置した電

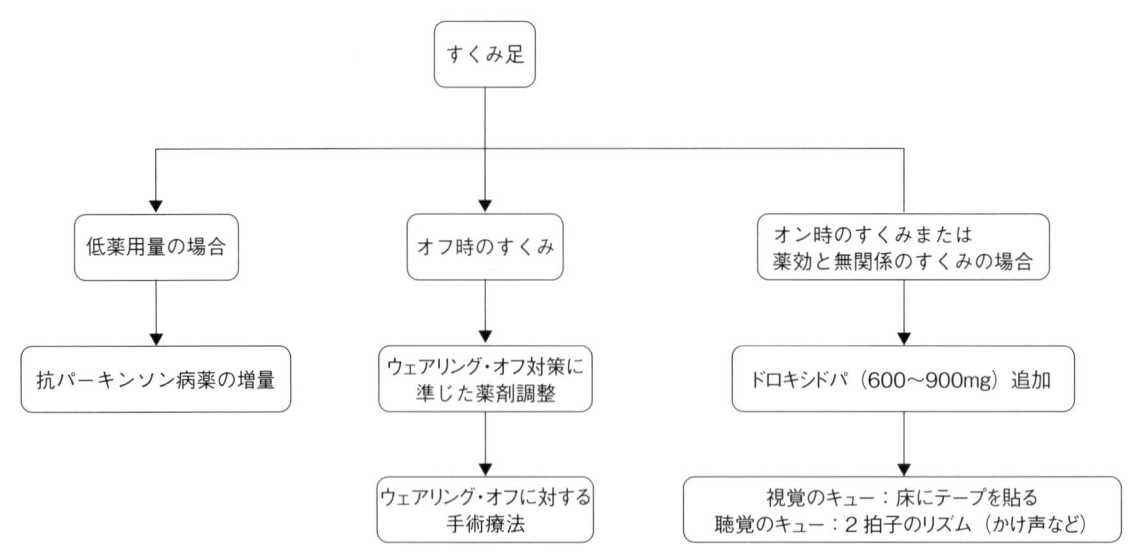

```
          すくみ足
    ┌───────┼───────┐
低薬用量の場合  オフ時のすくみ  オン時のすくみまたは
                        薬効と無関係のすくみの場合
    ↓           ↓               ↓
抗パーキンソン病薬  ウェアリング・オフ対策に  ドロキシドパ（600〜900mg）追加
   の増量      準じた薬剤調整
                ↓               ↓
          ウェアリング・オフに対する   視覚のキュー：床にテープを貼る
              手術療法          聴覚のキュー：2拍子のリズム（かけ声など）
```

図7 すくみ足の治療アルゴリズム〔文献12）より改変引用〕

```
生活に支障となる peak-dose ジスキネジア
        ↓
    セレギリンを中止
        ↓
    エンタカポンを中止
        ↓
  L-ドパ1回量を減らして頻回投与
        ↓
L-ドパ1日総量を減らして不足分をドパミンアゴニストで補充
        ↓
    アマンタジンを追加
        ↓
        手術療法
```

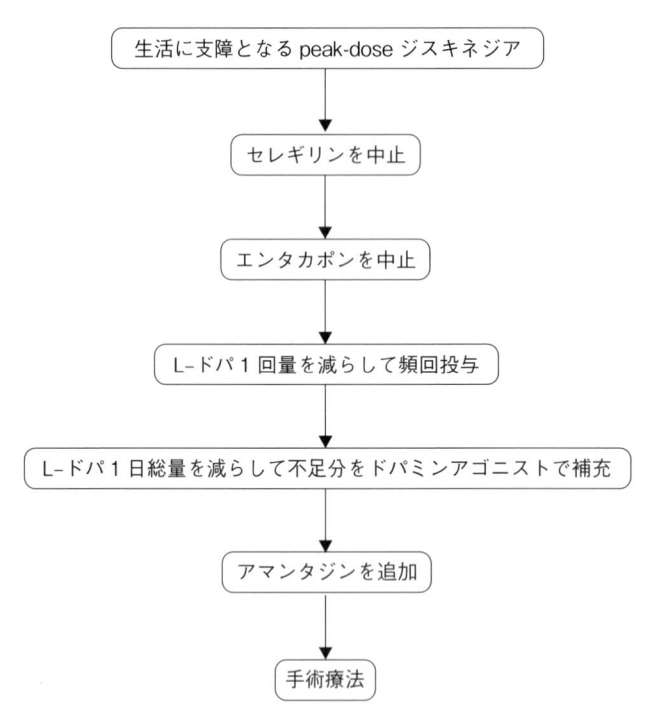

図8 生活に支障となる peak-dose ジスキネジアの治療アルゴリズム〔文献12）より改変引用〕

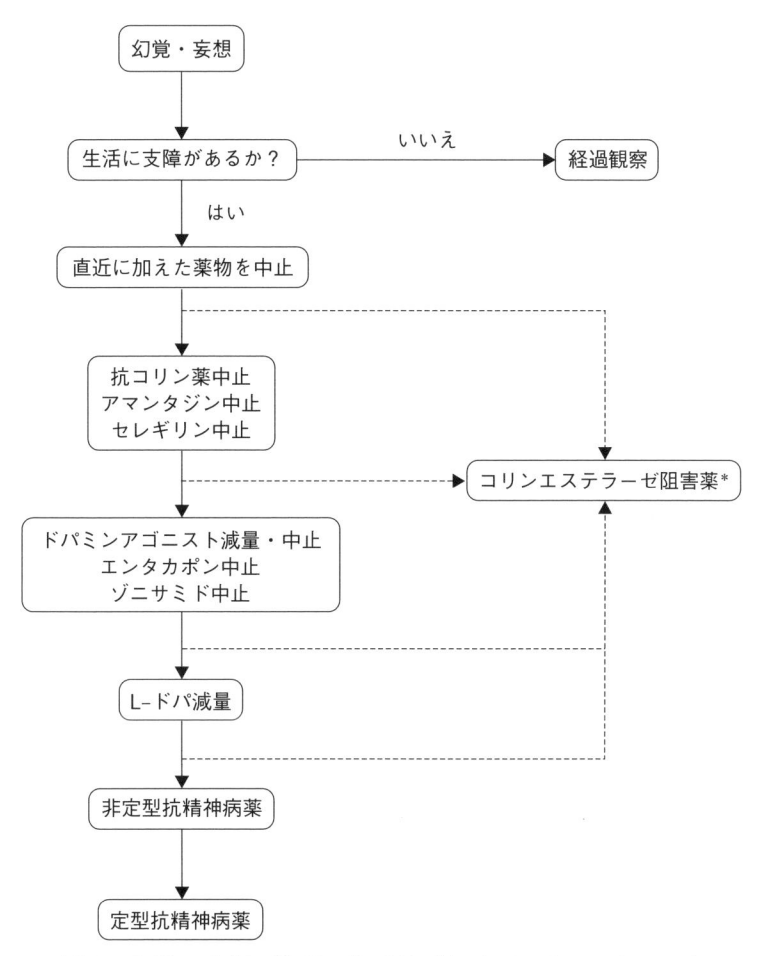

図9 幻覚・妄想の治療アルゴリズム〔文献12)より改変引用〕
＊抗パーキンソン病薬減量と並行して追加を考慮

極を通じて電気刺激することによって，視床下核活動を抑制する治療法である[25]．視床や淡蒼球の破壊術に比較し，長所としては刺激部位や電流強度の調整，使用中止などが可能であることである．適応条件としては，レボドパが著効する患者で，レボドパ効果の変動幅が大きい場合，あるいは激しい不随意運動が誘発される場合があげられる．この治療法は，レボドパ服用量を減量することができ，症状の変動やジスキネジアなど不随意運動を減じることができるメリットがある．しかし，振戦や動作緩慢には著効するが，姿勢反射障害にはほとんど無効である．この方法の長期的効果の成績は未確認であり，今後の課題である．

3．将来の治療法

1）磁気刺激療法

連続経頭蓋磁気刺激（repetitive transcranial magnetic stimulation：rTMS）のうち，5 Hz以上の高頻度刺激（fast rTMS）について運動機能やうつの改善が示唆されている[26]．

2）遺伝子導入治療

アデノ随伴ウイルス（adeno-associated virus：AAV）ベクターを用いて，酵素や栄養因子を産生する遺伝子を線条体や視床下核に導入し，ドパミンニューロンを活性化する方法である．以下のような遺伝子導入が行われている[27]．

① ドパミン合成を促進する酵素である芳香族Ｌアミノ酸脱炭酸酵素（aromatic L-amino acid decarboxylase：AADC）遺伝子を被殻に導入する．
② 神経栄養因子 neurturin の遺伝子を被殻に導入し，チロシン水酸化酵素（tyrosine hydroxylase：TH）を活性化しドパミン産生を増加させる．neurturin はドパミン神経細胞の保護作用を有し，PD の進行抑制効果も期待される．
③ 興奮性アミノ酸のグルタミン酸を脱炭酸化するグルタミン酸脱炭酸酵素（glutamic acid decarboxylase：GAD）の遺伝子を視床下核に導入し，促進系から抑制系に変換する．グルタミン酸を GAD により抑制性神経伝達物質の GABA に変換し，視床下核の活動を抑制する．これによりパーキンソン症状が改善する．

3）細胞移植療法

以前より PD のドパミン産生細胞移植療法が試みられてきた．すなわち，副腎や交感神経節などの自己移植やヒト胎児黒質の神経細胞移植である．生着と有効性は確認されたが，治療効果の限界や倫理的問題があり，一般化しなかった．胎児黒質細胞移植では持続するジスキネジアが多く報告された[28]．近年，ヒト胚性幹細胞（embryonic stem cell：ES cell）や人工多能性幹細胞（induced pluripotent stem cell：iPS cell）[29]から，ドパミン産生細胞を作製して移植するという研究が始まっている．

しかし，ES 細胞には重大な問題点が２つある．１つは，非自己であるヒト組織適合白血球抗原（human histocompatibility leukocyte antigen：HLA）を有する ES 細胞に由来する細胞の移植後の拒絶反応の問題で，もう１つはヒト胚を利用する倫理的問題である．iPS 細胞の応用は，これら２つの問題を一気に解決するものとして大いに期待されている[30]．細胞の癌化やドパミン産生の制御などの課題をクリアすることにより，将来的に臨床応用への道が開けるものと期待される．

おわりに

これまで述べてきた薬物療法や脳深部刺激療法，遺伝子導入治療，細胞移植療法などは，低下している中枢性ドパミン神経系の活動を上昇させることに主眼を置いている．しかし，前述したように PD はドパミン系のみならず，セロトニン系，ノルアドレナリン系，アセチルコリン系，GABA 系など広汎な神経系の機能障害を有し，また，中枢神経系のみならず末梢神経系にも機能障害が及んでいる全身性疾患であることから，これらの治療にも限界があると考えられる．

現在，発症から 25 年経過している若年発症 PD の患者を診療しているが，近年では，ウェアリング・オフやオン・オフ現象あるいはジスキネジア，すくみ足，幻覚・妄想などが出現しており，レボドパの少量頻回投与，長時間作用性のドパミンアゴニストやアマンタジン，ゾニサミド，抑肝散などの使用等によって何とかコントロールを行ってきた．し

かしながら，幻覚・妄想は次第に増強し，幻視，幻聴，関係妄想，被害妄想，閉じこもり，抗精神病薬の拒薬など精神・行動障害がはなはだしくなったため，薬物調整を行う目的で精神科に入院した．非常に治療に難渋している例である．

中年以後発症する特発性PDにおいても，従来の治療法では発症後15～20年経過すると治療に難渋することが多い．

したがって，発症後20～30年の長期の良好な臨床経過を見据えた治療計画が重要と考える．そのためには，薬物療法や手術療法のみならず，早期の運動療法や音楽療法（パーキンソン症状にはリズム障害も大きく関与している），リハビリテーションの介入と長期の継続が必要と考える．

（原田俊英）

文献

1) 竹島多賀夫：パーキンソン病の疫学研究．医学のあゆみ　225：361-364, 2008
2) 葛原茂樹：Parkinson病をめぐる最近の話題と治療の進歩．日内会誌　98：2131-2140, 2009
3) Langston JW：The Parkinson's complex：parkinsonism is just the tip of the iceberg. *Ann Neurol* **59**：591-596, 2006
4) Braak H, et al：Staging of brain pathology related to sporadic Parkinson's disease. *Neurobiol Aging* **24**：197-211, 2003
5) Orimo S, et al：Cardiac sympathetic denervation precedes neuronal loss in the sympathetic ganglia in Lewy body disease. *Acta Neuropathol* **109**：583-588, 2005
6) Hardy J, et al：Genetics of Parkinson's disease and parkinsonism. *Ann Neurol* **60**：389-398, 2006
7) Chung KKK, et al：Parkin ubiquitinates the α-synuclein-interacting protein, synphilin-1：implications for Lewy-body formation in Parkinson disease. *Nat Med* **7**：1144-1150, 2001
8) 田代邦雄：薬剤師のための服薬指導ガイド　第2版（和田　攻，他編）．文光堂，2000
9) 加瀬正夫，他：Parkinson病のlevodopa療法による12年間の治療経過の解析．神経進歩　**28**：681-691, 1984
10) 日本神経学会治療ガイドライン作成委員会：パーキンソン病治療ガイドライン2002．臨床神経　**42**：428-494, 2002
11) Ahlskog JE, et al：Frequency of levodopa-related dyskinesias and motor fluctuations as estimated from the cumulative literature. *Mov Disord* **16**：448-458, 2001
12) 「パーキンソン病治療ガイドライン」作成委員会：パーキンソン病治療ガイドライン2011．医学書院，2011
13) Schade R, et al：Dopamine agonists and the risk of cardiac-valve regurgitation. *N Engl J Med* **356**：29-38, 2007
14) Homann CN, et al：Sleep attacks in patients taking dopamine agonists：review. *BMJ* **324**：1483-1487, 2002
15) Ives NJ, et al：Monoamine oxidase type B inhibitors in early Parkinson's disease：meta-analysis of 17 randomised trials involving 3525 patients. *BMJ* **329**：593, 2004
16) Holford NH, et al：Disease progression of Parkinson's disease—evidence for functional protection with levodopa and other treatments. *J Pharmacokinet Pharmacodyn* **33**：281-311, 2006
17) Giladi N, et al：Freezing of gait in PD：prospective assessment in the DATATOP cohort. *Neurology* **56**：1712-1721, 2001
18) Pålhagen S, et al：Selegiline slows the progression of the symptoms of Parkinson disease.

Neurology **66**：1200-1206, 2006
19) Parkinson Study Group：Entacapone improves motor fluctuation in levodopa-treated Parkinson's disease patients. *Ann Neurol* **42**：747-755, 1997
20) Stocchi F, et al：Initiating levodopa/carbidopa therapy with and without entacapone in early Parkinson disease：The STRIDE-PD study. *Ann Neurol* **68**：18-27, 2010
21) 楢林博太郎, 他：パーキンソン病におけるL-DOPSの治療効果―レボドーパ基礎治療例におけるプラセボを対照薬とした二重盲検比較法による検討. 臨評価 **15**：423-457, 1987
22) Murata M, et al：Zonisamide has beneficial effects on Parkinson's disease patients. *Neurosci Res* **41**：397-399, 2001
23) Iwasaki K, et al：Effects of the traditional Chinese herbal medicine Yi-Gan San for cholinesterase inhibitor-resistant visual hallucinations and neuropsychiatric symptoms in patients with dementia with Lewy bodies. *J Clin Psychiatry* **66**：1612-1613, 2005
24) Emre M, et al：Rivastigmine for dementia associated with Parkinson's disease. *N Engl J Med* **351**：2509-2518, 2004
25) 深谷 親, 他：パーキンソン病の定位・機能神経外科的治療―STN-DBS中心に. 医学のあゆみ **225**：406-411, 2008
26) Helmich RC, et al：Repetitive transcranial magnetic stimulation to improve mood and motor function in Parkinson's disease. *J Neurol Sci* **248**：84-96, 2006
27) Stoessl AJ：Gene therapy for Parkinson's disease：early data. *Lancet* **369**：2056-2058, 2007
28) Freed CR, et al：Transplantation of embryonic dopamine neurons for severe Parkinson's disease. *N Engl J Med* **344**：710-719, 2001
29) Takahashi K, et al：Induction of pluripotent stem cells from mouse embryonic and adult fibroblast cultures by defined factors. *Cell* **126**：663-676, 2006
30) 山中伸弥：iPS細胞の可能性と課題. 日内会誌 **98**：2141-2145, 2009

2 パーキンソン病の臨床像とリハビリテーションの意義

はじめに

　パーキンソン病（以下 PD）は一般的に中高年に発症する疾患である．発症時にはすでに加齢に関連した合併症をもつ場合が多いために，治療にあたっては全身疾患について十分な精査をする．PD の特徴的な運動症状には振戦，筋緊張の亢進，無動，姿勢反射異常があるが，その症状は老化によって生じる状態とも類似している．PD では運動症状以外にもさまざまな自律神経症状，精神症状等が出現してくるが，これらの症状の組み合わせや，病状の進行する経過は一様でなく，患者ごとに異なるのが特徴である．睡眠で症状が改善したり，食事の内容によって薬の効果が減じることもある．

　薬物治療の効果や副作用の発現の仕方もさまざまである．長い年月にわたり薬の効果が持続することもあれば，早期に副作用が出現して薬を中止あるいは変更せざるを得ない場合もある．薬を長期間服用することで，作用時間が短縮したり，効果の持続が不安定になって，突然に効果が出たり消失したりする状態が出現してくる．一般的に若年発症の場合には長年にわたって薬物の効果が良好に維持される場合が多い反面，患者みずから効果を求めて不必要な量の薬を服薬してしまうと，さまざまな副作用が出現してくる．一方，高齢者では薬で精神症状等が出現しないように，薬の選択や量の決定をより慎重に行うことが必要となる．副作用として生じてくる不随意運動等の運動症状，起立性低血圧等のさまざまな自律神経症状，幻覚・妄想等の精神症状で日常生活全般における障害やリスクが増える危険がある．経過は一般的に年単位で進行していくが，その時々の病状はある程度予測ができる．したがって治療は，その時点での症状の改善を目的にするだけでなく，長期的な展望に立って将来に出現してくる症状やリスクを念頭において行う必要がある．

　また，患者・医療者には，いったん治療を開始したら安易な断薬，減薬で重篤な事態を招くことがあるという共通認識が必要である．

　リハビリテーションを行うに際しては，PD では生命予後と関連する心血管系や呼吸器系の自律神経障害が出現することに十分な配慮が必要である．また，長期間の服薬によって薬の効果が不安定となり，日内変動が出現したり，急激に状態が変化をしてくるために，その時々の個々の患者における服薬内容の情報を得たうえで，薬の効果や副作用を十分に把握してリハビリテーションを行うことが必要となる．

パーキンソン病の重症度と臨床症状

　PD の初期症状は一側の上肢，下肢で始まり，進行とともに両側の四肢に及んでいくが，

表1 Hoehn-Yahr の重症度分類

1度	一側性障害のみ．通常，機能障害は軽微かまたはない
2度	両側性の障害．姿勢保持の障害はない．日常生活，就業は多少の障害はあるが行える
3度	姿勢反射障害がある．機能障害は，軽度ないし中程度．活動はある程度は制限されるが，職種によっては仕事が可能．一人で生活可能
4度	重度の機能障害を有し，自立した生活は困難．支えなしに立つこと，歩くことはかろうじて可能
5度	立つことは不可能で，介助なしではベッドまたは車いすの生活

その程度には左右差がみられる．臨床的には重症度の評価に Hoehn-Yahr の重症度分類（表1）が使用されている．

1．運動症状

1）安静時振戦

安静時に起こる 4～5 Hz の律動的なふるえが特徴である．振戦は精神的な緊張によって増強するが，何か動作をしようとすると一過性に止まる．初発は四肢の一肢から始まり，手指，上肢全体，下肢や顎等に出現する．重症度が進行してもその程度には左右差がみられる．声がふるえるために発話が不明瞭になりコミュニケーションに支障をきたしたり，手のふるえのために書字困難になる等，その程度によりさまざまに日常生活が障害される．

2）筋緊張の亢進（筋固縮：筋強剛）

筋緊張が亢進することで関節を円滑に動かすことが難しくなる．筋緊張亢進には鉛管様・歯車様筋固縮がある．鉛管様筋固縮では力を抜いたときの他動的な運動で，関節の屈曲・伸展等に持続的な抵抗が出現してくる．歯車様筋固縮では歯車を動かすような断続的な抵抗が出現する．手，肘関節で明らかで，重症度が進行してもその程度には左右差を認める．

3）動作緩慢・寡動・無動

動作の開始が遅くなり，すべての動作が緩徐で小さくなる．起立・歩行時の姿勢は前傾姿勢となり，Hoehn-Yahr 重症度の1度から歩行時の手振りは小さくなり，左右差がみられる．一方で体位によっても状態は変わり，歩行はできても，方向転換ができなかったり，臥位で寝返りができなかったり，薄いシーツが掛かっているだけで身動きが困難になったりする．重症度3度の状態で自立可能であっても，薬の効果が切れると著しく運動が障害されたりする．最終的にはまったく身動きが困難な状態となってくる．

また，重症度3度以上では姿勢反射が障害され，立ち直りが困難となってきて，後方に押されると容易にバランスを崩して転倒するようになる．すくみ足のために歩行開始時に第一歩を踏み出すことが難しくなってくる．運動の開始が遅れる一方で加速傾向が出現し，小刻み歩行，突進現象やリズム障害が明らかになる．この時期は比較的長く続き，一般的には自立しているために転倒のリスクが増えることにも注意が必要である．上肢でも書字で小字症がみられる．このような運動障害の特徴は全身の動作で認められる．

顔は表情の変化が乏しい仮面様顔貌となり，眼は瞬目が少なく大きく見開いたようになってくる．開口も制限されて大きく開くことが難しく，口の動きが小さくなってくる．

重症度3度以上になると姿勢異常や体幹の筋緊張の亢進の影響もあり，呼吸筋の動きが制限され，声量が減少し，小声となり，発声の持続時間が短縮し，しばしば加速され早口となってコミュニケーションが障害される．重症度4度になるとさらに症状が進行し，開口，舌，軟口蓋の運動制限と自律神経障害が相まって摂食・嚥下障害をきたすようになる．重症度4度以上で唾液の飲み込みも困難になってくると，生命予後に直接関連する誤嚥性肺炎への注意が必要となってくる．

2．自律神経症状・精神症状・その他

自律神経症状や精神症状は，PDの症状としても薬の副作用としても，出現してくる頻度の高いものである．また嗅覚障害や疼痛等，感覚器系の症状も出現する．

初発症状が便秘だったり，初期から運動症状の出現した側の皮膚温が低下したりとさまざまな自律神経症状が出現してくる．起立性低血圧，頻尿，睡眠障害等も高い頻度に出現し，日常生活上の支障となったり，PD症状の増悪の要因となったりする．消化管の機能障害による胃の排出能の低下や便秘は二次的に薬の吸収や効果の発現に影響してくる．心血管系，呼吸器系の障害は生命予後に関係し，まれながらも突然死の原因となる．

また，不安・抑うつ症状をはじめとして幻覚・妄想等，さまざまな精神症状や認知機能障害が治療を困難にする場合がある．

臨床症状の問題とリハビリテーション

PDのリハビリテーションで重要なことは自立できる期間の延長とリスク管理である．理学療法，作業療法，言語聴覚療法では将来を見据えたリスク管理をしながら，それぞれの重症度の各段階に応じて社会的活動や日常生活動作の改善をはかり，生活の質を向上させることを目標とする．

1．筋力の低下

PDでは運動制限や廃用性の筋萎縮による筋力低下がみられるが運動麻痺はなく，適切な運動療法を継続することで筋力の維持は可能である．しかし，運動の開始が遅れ，瞬発力が低下し，同時に2つの動作が困難であるために，とっさに危険を回避することが難しく，重症度3度以上では立ち直り反射の障害，すくみ足，突進現象のために転倒の危険性が大きくなる．また，後方だけでなく，側方，前方によろける場合も多く，転倒を予防するために姿勢反射の維持は重要である．

2．リズム障害

重症度3度では歩行運動が小刻みとなり，加速する傾向が出現するが，この傾向は四肢の運動，構音，咀嚼の運動に共通して出現してくる．個々の運動の動作を大きくして，持続させる訓練が必要である．

歩行時にすくみ足のために最初の一歩が出ない場合にも，視覚的な刺激を与えることで動作が可能となる場合がある．階段を上ったり，床に引かれた一定の間隔の線を目標にし

て歩いたり，障害物をまたいだりすると，普通に大またで歩くことが可能となることがある（kinésie paradoxale，逆説性歩行）．かけ声やメトロノーム等の聴覚的な音刺激を提示することでも動作の開始や継続が可能となる．歩行・構音・咀嚼運動では，合わせられるリズムの速度は患者個人によって異なる．病状が進展すると遅い速度にも速い速度にも合わせることが困難になってくるが，音楽や適当なリズムの刺激には運動を円滑にするのに一定の効果がある．

3．構音・嚥下障害

開口不全，挺舌の障害，舌の可動制限，軟口蓋の運動制限等の構音や嚥下に関係する障害へのリハビリテーションは，コミュニケーション障害や生命予後に直接関係する誤嚥性肺炎を予防するためにも大切である．言語・嚥下訓練は重症度の軽い時期から開始することも重要で，一定の成果がみられる．

4．自律神経症状

運動によって末梢循環障害や便秘等が改善する等，自律神経系への影響が期待される．起立性低血圧にも慎重で適切なリハビリテーションが必要となる．

5．精神症状

PDの症状を増悪させる要因となる精神的緊張をとるためにはリラクゼーションが有効である．また，社会的活動や日常生活動作を改善させることは，しばしば合併する不安やうつ状態の改善にも有効である．

認知機能の低下にも日内変動があるが，改善のための訓練や日常生活上で支障を軽減する工夫が必要となる．

6．その他

加齢や運動が制限されることによる骨減少症・骨粗鬆症に加えて，PDでは重症度の進行とともに骨減少症の頻度も高くなる．転倒による骨折は寝たきりの誘因となり生命予後にも関連することから，日常生活の中の転倒リスクを除外することが必要である．

2つの動作を同時に行う"ながら"動作が難しいPDでは，音楽（リズム）に合わせて歌いながらダンスをする訓練は，精神的なリラクゼーションとしても運動としても，さまざまな臨床症状の改善に有効な方法であるといえる．

まとめ

PDでは常に全身的な管理が必要である．個々により症状や経過が大きく異なり，時々刻々と変化をするために，患者からの情報が重要である．治療にあたっては，患者と医療者間の信頼にもとづく連携がリスク管理上からも必要となる．

（石﨑文子）

3 パーキンソン病の心身機能評価

1 パーキンソン病の機能評価

重症度評価

現在,PD の評価スケールは Hoehn-Yahr 重症度分類[1]と UPDRS(Unified Parkinson's Disease Rating Scale)[2]が国際的であり,わが国でもその日本語版が広く使われている.臨床では,評価が簡便で患者の大まかな状態を知るのに有用な Hoehn-Yahr 重症度分類にて大まかな症状を捉えて,UPDRS にて詳細な評価をする方法がとられている.ただし,UPDRS は wearing off や delayed on 等の症状の日内変動の評価は不十分であり,これには1日の変化がわかる日記等の記録が別途必要になる.

1. Hoehn-Yahr 重症度分類（表1）[1,3]

Hoehn-Yahr 重症度分類の評価は1～5度の5段階で行われる.各段階の内容は1度が,症状が一側性で,機能障害はないか,あっても軽度.2度は,両側性の障害があるが,姿勢保持の障害はない.日常生活,就業は多少の障害はあるが行いうる.3度は,立ち直り反射に障害がみられる.活動はある程度制限されるが職種によって仕事が可能であり,機能障害は軽ないし中程度だがまだ誰にも頼らず一人で生活できる.4度は,重篤な機能障害を有し,自力のみによる生活は困難となるが,まだ支えなしに立つこと,歩くことがどうにか可能である.5度は,立つことも不可能で,介助なしにはベッドまたは車いすの生活を余儀なくされる状態である.

以上のように段階の分類は非常に簡便であり,症状の軽度な変動に左右されないので患者の運動能力からみた病気の重さ（進行度）を記載する方法として重用されている.わが国では厚生労働省の特定疾患治療研究事業の基準として Hoehn-Yahr 重症度分類3度以上（＋生活機能障害度2～3度）と定められている.しかし,バランスや日常生活動作（ADL）上の障害の有無に指標がおかれていることから微細な治療効果の判定には適さない.

表1 Hoehn-Yahr 重症度分類

1度	症状は一側性で,機能障害はないか,あっても軽度
2度	両側性の障害があるが,姿勢保持の障害はない.日常生活,就業は多少の障害はあるが行いうる
3度	立ち直り反射に障害がみられる.活動はある程度は制限されるが職種によっては仕事が可能であり,機能障害は,軽ないし中程度だがまだ誰にも頼らず一人で生活できる
4度	重篤な機能障害を有し,自力のみによる生活は困難となるが,まだ支えなしに立つこと,歩くことはどうにか可能である
5度	立つことも不可能で,介助なしにはベッドまたは車いすにつききりの生活を強いられる

2. UPDRS（Unified Parkinson's Disease Rating Scale）（表2）[2,4]

　UPDRSには4つのパートがあり，質問は全部で42種類55項目で構成されている．Part Ⅰ～Ⅲは正常もしくは症状なしの0点から重症の4点までの5段階評価であるが，Part Ⅳの7項目のみは症状なしの0点とありの1点で評価される．Part Ⅰ～Ⅳの合計は199点となる．

　各パートの内容は，Part Ⅰが認知機能障害，幻覚，うつなどの評価を行う精神機能評価で4項目の計16点である．Part Ⅱは言語や書字，食事，入浴，着衣，歩行，異常感覚等のADLを13項目，計52点で評価を行う．Part Ⅲは運動機能評価で言語や振戦，固縮，姿勢反射障害，歩行，無動症状等のパーキンソン症状の評価であり，症状の程度を14の質問の項目で評価する．ただし，安静時振戦や固縮は顔面（頸部），両上肢，両下肢の5項目で評価し，手の動作時（姿勢時）振戦，指タップ，手の開閉運動，回内回外運動，下肢の敏捷性の質問ではそれぞれ両手（両足）の2項目となり計27項目，計108点となっている．Part Ⅳは治療の合併症の評価であり，ジスキネジア，日内変動，その他の合併症状からなる11項目で，そのうち7項目が0（無）か1（有）で評価し，計23点となる．現在最も広く使用されている理由は，その妥当性と信頼性の高さが多く検討され，証明されているからである[4]．UPDRSは評価に時間がかかり，症状の変動や治療合併症の評価には不十分であるといった欠点があるものの，その信頼性は高く，今後もPDの評価スケールとして広く用いられると思われる．

機能評価

　従来，PD患者のADLを阻害する因子は，主として錐体外路症状に起因する運動機能の障害として捉えられ，リハビリテーションは四大徴候（振戦，固縮，無動・寡動，姿勢反射障害）による運動障害を主な標的として行われてきた．これらの経過から四肢の機能評価については，上肢機能と下肢機能の評価に分け，臨床で標準的に用いられている指標を紹介する．

1. 上肢機能の評価

　PD患者の上肢機能に影響を及ぼす症状のうち，振戦では姿勢時振戦や動作時振戦により随意運動が障害される，固縮では重度化すると上肢の素早い反復運動や巧緻動作が困難となり，無動・寡動では運動開始の時間的な遅れがみられる．このほか症状は，道具の使用の拙劣さや慣習的動作の困難のような行為障害として現れ，たとえば，衣服のボタン操作のようなありふれた，かつ重要な課題に問題を生じることが知られている．近年，これらについての検討が行われ，運動拙劣症もしくは失行症状として捉える報告が相次いでいる．Goldenbergら[5]は，PD患者に対して観念運動失行（ideomotor apraxia：IMA）の評価を行い，その成績が低下していることを指摘するとともに，その成績が運動障害の重症度とは関連せず，空間認知・視覚認知の能力と相関していることを報告している．Quencerら[6]は，PD患者と健常者にフィンガータッピング課題とコインローテーション課

表2 UPDRS 日本語版

UPDRS Part I 精神機能, 行動および気分

1. 知的機能の障害
2. 思考の障害（痴呆または薬物の中毒による）
3. 抑うつ
4. 意欲・自発性

UPDRS Part II 日常生活動作（on/off 時に分けて評価）

5. 会話
6. 唾液
7. 嚥下
8. 書字
9. 食べ物のカット，食器の取り扱い
10. 着衣
11. 衛生（入浴・トイレ）
12. 寝返りおよびシーツをなおす
13. 転倒（すくみ現象とは関係なしに）
14. 歩行中のすくみ
15. 歩行
16. 振戦
17. パーキンソン症候群に関連した感覚障害

UPDRS Part III 運動機能検査（on 時に検査する）

18. 言語
19. 顔の表情
20. 安静時の振戦
21. 手の動作時または姿勢時振戦
22. 固縮（患者は座位で安静にしている．主要な関節で判断する．歯車現象は無視）
23. 指タップ（親指と示指をなるべく大きく早くタップする．左右は別々に）
24. 手の動作（できるだけ大きく，すばやく手の開閉をくり返す．左右は別々に）
25. 手の回内回外運動．垂直や水平の位置で，できるだけ大きく．左右は別々に．
26. 下肢の敏捷性．下肢をあげてかかとで床をタップする．かかとは 7.5 cm あげる．
27. イスから立ち上がる．（まっすぐの背もたれの木か金属のイス．腕を組んだまま立ち上がる）
28. 姿勢
29. 歩行
30. 姿勢の安定性．（患者はまっすぐに立ち，開眼し，足はすこし開いて準備する．肩を後方に勢いよく引いて後方突進現象をみる）
31. からだの動作緩慢．（動作緩慢，ちゅうちょ，腕の振りの減少，運動の振幅の減少と運動全体の少なさを総合的に評価する）

UPDRS Part IV 治療の合併症
A. ジスキネジア

32. 持続時間（起きている時間の何％か）
33. ジスキネジアによる障害．
34. 痛みをともなうジスキネジア．どのくらい痛いか．
35. 早朝のジストニア

B. 症状の日内変動

36. 服薬時間から予測可能なオフ期間はあるか．
37. 服薬時間から予測不可能なオフ期間はあるか．
38. とつぜん（数秒以内など）おこるオフ期間はあるか
39. 起きている時間の何％が平均してオフ期間か．

C. その他の合併症状

40. 患者は食欲低下，嘔気，嘔吐をともなっているか．
41. 不眠や眠気があるか．
42. 起立性低血圧症状はあるか．

題を施行し，肢節運動失行に関連することを報告している．つまり，PD患者の動作困難に関して，従来の動作緩慢や振戦・筋固縮という錐体外路症状に原因を求める見解から，それらに加えて失行的要因が随伴するとの見解がある．これらの報告は，PD患者の上肢機能を評価する際には，振戦や固縮，無動・寡動等の錐体外路症状による機能低下のほかに，運動を計画する段階での障害を考慮する必要があることを示唆している．

ここでは，PD患者の指の操作性を確認する指標としてフィンガータッピング課題とコインローテーション課題，そして上肢機能全般を定量的に測定する方法としてSTEF（Simple Test for Evaluating Hand Function）を紹介する．

1) フィンガータッピング課題

フィンガータッピング課題は手指の運動のスピードを測定する指標として，先に述べたUPDRSにおいても用いられている．ここでは，Quencerら[6]が用いた方法を紹介する．

対象者は母指と示指の指尖をつける，離す，の交互運動を10秒間にできるだけ速く行い，その数を測定する．左右のどちらから開始するかは，ランダムに決定し，左右交互に各3回ずつ実施する．

フィンガータッピングの定量的評価に関する研究としては，PD患者の運動リズムや指尖間の最大振幅，最大速度等の評価が行われ，PD患者では健常者に比べてリズムにばらつきが大きいことや指尖間の最大振幅が小さいこと，最大速度が小さい傾向にあることが示されている[7~9]．

2) コインローテーション課題

コインローテーション課題は，近年，手指の運動の器用さを簡便に評価できる方法として用いられている．手指の巧緻性の要素のうち，協調性，器用さを反映するものと考えられる．

ここでは，Quencerら[6]が用いた方法を紹介する．被検者の母指，示指，中指の3指で1円硬貨を180度回転させる運動をできるだけ速く行い，10秒間に何回できるかを測定する．左右のどちらも1回ずつ施行する．左右のどちらから開始するかは，ランダムに決定し，左右交互に各3回ずつ実施する．硬貨を途中で落下させた場合は，無効とし，再度測定する．

繰り返しになるが，Quencerらは，PD患者と健常者にフィンガータッピング課題とコインローテーション課題を施行し，フィンガータッピング課題では両群間に差はないがコインローテーション課題ではPD群が有意に低下すること，さらにPDの重症度がフィンガータッピング課題とは相関していたが，コインローテーション課題とは相関がみられなかったという結果を得ている．これらの結果からコインローテーション課題でのPD患者の拙劣さが，フィンガータッピング課題で評価される錐体外路障害とは異質のものであり，肢節運動失行に関連すると報告している．Gebhardtら[10]は，PD患者の投薬治療における薬効のON時とOFF時にフィンガータッピング課題とコインローテーション課題を行い，健常群との比較を行っている．PD群はOFF時には，フィンガータッピング課題，コインローテーション課題ともに健常群より有意に成績が不良であるものの，ON時に行ったフィンガータッピング課題の成績が健常群と有意差のないほど改善することを報告している．一方，コインローテーション課題はON時にも改善を示さず，健常群より有意

に低下したままであったという．この報告も，PD患者におけるフィンガータッピング課題の成績が動作緩慢の影響を受けているのに対し，コインローテーション課題の成績は動作緩慢以外の要素の影響を受けているという解釈を補強すると考えられる．

以上の先行研究から，フィンガータッピング課題とコインローテーション課題の結果の乖離の程度が，PD患者の上肢動作計画困難の程度を表すことが推測できる．

しかしながら，PD患者の上肢機能低下の程度と比較しての，これらの検査の妥当性，信頼性については，いまだ検討されておらず，今後の研究が期待される．

3) STEF（Simple Test for Evaluating Hand Function）[11〜16]

STEFは，机上での物品移動に要する時間を測定することで，上肢動作能力，特に動きの速さを客観的に評価する検査法である．作業療法の臨床では，広く用いられる評価指標である．その対象は，末梢神経損傷，軽度の脳血管障害，認知症，当然ながらPDにも用いられる．

テストの構成は10種のサブテストからなる．検査台上で大きさ・形・重さ・素材の異なる10種類の物品（野球ボール，積木，木円盤，布，コイン，ピン等）を把持し，移動させ，離すという一連の動作を行う．各サブテストの遂行時間は1〜10点の10段階の得点をプロフィールに従い与えられ，左右別に1〜100点の合計点を算出する．

「3歳」から「80歳」まで17の年齢階級別に正常域が提示されており，被検者の上肢の動きの速さにどの程度の制限があるかを，健常者と比較して判定できる．結果を定量的に表すことができることから，患者や家族，他職種への説明にも利用しやすい．各サブテストには，30〜70秒の時間制限があり，実施時間は20分以内である．

検査の準備・検査データの処理・検査結果の検討も短時間で可能である．上肢機能を信頼性・妥当性にもとづき定量的に判断できる数少ない指標である．

この検査でも確認できない点は，両手を用いるサブテストがないために両手の協調動作の評価が行えないことである．われわれはPD患者が「おにぎりを結ぶことができない」，「財布にお札を入れることができない」等，両手の協調動作障害をしばしば訴えることから，評価方法を検討する必要があると認識している．

2．下肢機能の評価

PD患者の下肢機能は四大徴候による運動障害に加えて，リズム音や視覚刺激（目印）を与えないと足を踏み出すことができない等の運動の計画段階での困難さを示唆されている．

ここでは，動的バランス評価として代表的であり，かつ下肢機能の総合的評価であるTimed Up and Goテストを紹介する．

1) Timed Up and Goテスト（TUGT）（図1）[17,18]

TUGTは，立ち上がる，歩行，方向を変える，腰掛けるといった生活の中での移動に含まれる一連の動作能力を測定することが可能である．つまり，実際の日常生活場面に近い条件の中で動的な下肢機能を評価できることが特徴といえる．さらに，下肢・体幹の筋力やその協調的な筋活動，スムーズな方向転換に必要な立ち直り反応や下肢支持力の状態を評価することも可能なテストである．もちろん，動作開始困難，突進歩行や方向転換の困難さを観察により質的に評価することができる．

図1　Timed Up and Go テスト（TUGT）

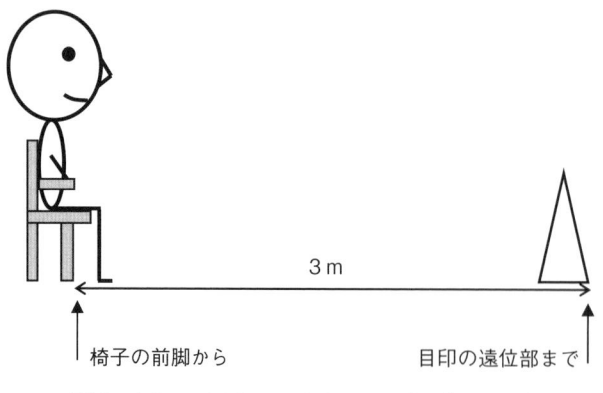

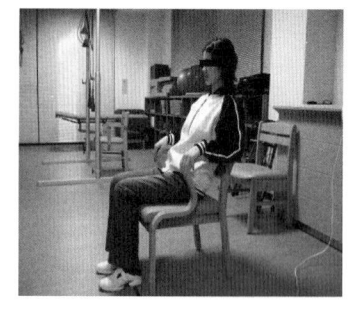

図2　開始姿勢

【方法】
①対象者は，肘掛け椅子の背もたれに背をつけて座る（図2）．
②対象者は，検者の合図（原典では"GO"，わが国では"よーいドン"等）で立ち上がり，"楽な"ペースで前進し，3 m 先の目印ラインのところで方向転換し，もとの椅子に戻って腰掛ける．
③対象者にこの課題動作を説明し，一度練習させ，やり方が十分理解されたことを確認してから実施に移る．
④検者は，これら一連の動作に要する時間を計測する．

信頼性・妥当性についても十分に検討されている．Podsiadlo ら[17]は高齢者でも運動機能に異常がない場合は 10 秒以内で遂行可能としたうえで，20 秒以内であれば屋外外出可能レベル，30 秒以上かかる場合は要介助レベルという目安を提示している．大久保ら[19]は，日常生活歩行に支障をきたすレベルの PD 患者における，TUGT と複数回転倒歴との関連を検討し，複数回転倒群では非転倒群よりも TUGT の時間が有意に延長し，TUGT が複数回転倒リスクに関連した指標であることを報告している．

このように TUGT は PD においては，転倒のリスクを評価する指標として用いることができる可能性を示唆している．

（内藤泰男）

文献

1) Hoehn MM, et al：Parkinsonism—onset, progression and mortality. *Neurology* **17**：427-442, 1967
2) Fahn S, et al：Unified Parkinson's Disease Rating Scale. Fahn S, et al（eds）：Recent Developments in Parkinson's Disease. Vol Ⅱ, Macmillan Healthcare Information, pp153-163, 293-305, 1987
3) 厚生省特定疾患・神経変性疾患調査研究班：パーキンソン病の診断基準．1996
4) 折笠秀樹，他：Parkinson 病の重症度を測る日本語版 unified Parkinson's disease rating scale（UPDRS）の信頼性評価．神経治療学　**17**：577-591, 2000
5) Goldenberg G, et al：Impairment of motor planning in patients with Parkinson's disease—

evidence from ideomotor apraxia testing. *J Neurol Neurosurg Psychiatry* **49**：1266-1272, 1986
6) Quencer K, et al：Limb-kinetic apraxia in Parkinson disease. *Neurology* **68**：150-151, 2007
7) Kandori A, et al：Quantitative magnetic detection of finger movements in patients with Parkinson's disease. *Neurosci Res* **49**：253-260, 2004
8) 島　圭介，他：人間の指タップ運動計測を目的とした磁気センサの較正法．計測自動制御学会論文集　**43**：821-828，2007
9) 奥野竜平，他：指タップ加速度計測システムの開発とパーキンソン病診断支援への応用．生体医工学　**43**：752-761，2005
10) Gebhardt A, et al：Poor dopaminergic response of impaired dexterity in Parkinson's disease—bradykinesia or limb kinetic apraxia? *Mov Disord* **23**：1701-1706, 2008
11) 金成建太郎，他：リハにおけるアウトカム評価尺度—簡易上肢機能検査（STEF），脳卒中上肢機能検査（MFT）．*J Clin Rehabil* **15**：470-474，2006
12) 金子　翼，他：簡易上肢機能検査の試作．理・作・療法　**8**：197-204，1974
13) 金子　翼，他：簡易上肢機能検査にみられる動作速度の加齢による変化-年齢階級別得点の追加と改訂．作業療法　**5**：114-115，1986
14) 金子　翼：簡易上肢機能検査の標準化．リハ医学　**23**：266，1986
15) 金子　翼：片麻痺の上肢機能検査法．総合リハ　**22**：1025-1032，1994
16) 金子　翼：簡易上肢機能検査（STEF）—検査者の手引き．酒井医療，1986
17) Podsiadlo D, et al：The timed "Up & Go"—a test of basic functional mobility for frail elderly persons. *J Am Geriatr Soc* **39**：142-148, 1991
18) Mathias S, et al：Balance in elderly patients—the "get-up and go" test. *Arch Phys Med Rehabil* **67**：387-389, 1986
19) 大久保優，他：Hoehn & Yahr ステージ3，4のパーキンソン病患者における Timed Up & Go Test と複数回転倒との関係．奈良理学療法学　**2**：6-9，2010

3 パーキンソン病の心身機能評価

2 身体図式評価

身体図式

1．身体図式と身体イメージ

　身体図式とは，Head ら[1]による体位図式（postural schema）の研究から発展したもので，身体を動かすとき，ある姿勢や身体の位置を，それに先行する姿勢や身体の位置と比較して，スムーズな運動を可能にする内的姿勢モデルがあるという仮説である．新しい姿勢や身体の位置の変化に応じて，身体図式は更新されると考えられている[2〜4]．

　その後，Schilder[5]は，この身体図式に情動の働きや思い込みといった心理学的側面を加えて発展させ，身体イメージ概念を展開した[2,6〜9]．そして，身体イメージを「個々人が，各自について持っている身体の空間像」[5]と定義した．

　このように，身体イメージは，身体図式から発展した歴史的経緯をもつため，身体図式と身体イメージを同じ意味で使用する場合もあるが，両者を区別して用いることが一般的である[10,11]．ただし，区別はするものの，身体図式と身体イメージとは，まったく独立しているわけではない．身体イメージは，身体図式を基盤として意識レベルに立ち上がってくるものであり，両者は密接に関係している[12,13]．

2．身体表象機能の 3 つのタイプ

　近年では，身体表象機能を，①意味性表象，②視空間性表象，③オンライン表象の 3 つのタイプに分けて捉える考え方がある[14〜19]（図 1）．
　①意味性表象とは，身体に対する解剖学的な知識やその機能等に関する意味的・語彙的情報である．簡単には，身体部位の機能や名称等を含む知識といえる．
　②視空間性表象は，主に視覚由来の身体認識で，身体表面部位の位置や各部位の境界を特定する．身体の構造的知識であり，身体部位の形状や範囲，空間関係等の情報を含む．
　③オンライン表象は，姿勢の変化，外空間に対する身体の位置変化等の際に，深部感覚情報や前庭感覚情報，遠心性フィードバック等の各種感覚情報を受け，現在の姿勢を三次元的・動的に刻々と処理する身体座標システムである．

　従来の身体図式と身体イメージに分ける考え方と，この 3 タイプを比較すると，③オンライン表象は，身体図式とほぼ同様の概念であり，①意味性表象と②視空間性表象は，身体イメージに相当する[20]．

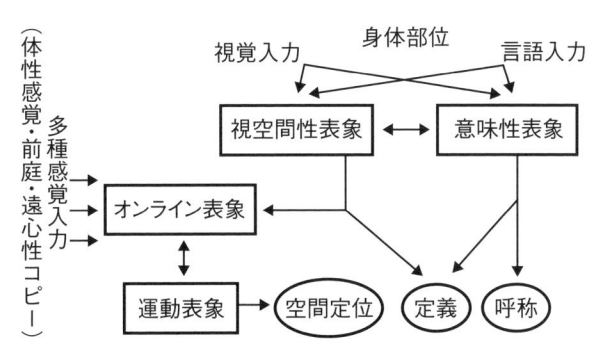

図1 身体表象機能のモデル図〔文献18)より引用〕

身体図式評価方法

　パーキンソン病（以下PD）患者の身体表象機能については，特に，身体図式（オンライン表象）に関する困難さが顕著になると考えられる．そのため，ここでは，身体図式（オンライン表象）に関する評価方法を中心に，感覚検査，模倣課題，描画法に大別して紹介する．

　また，紹介する中には，感覚処理・行為機能検査（Japanese Playful Assessment of Neuropsychological Abilities：JPAN）[21)]のように，対象が幼児から学齢児までの発達過程にある子どもとされている検査もあるが，成人のPD患者にも利用可能と考え，紹介することとした．

1．感覚検査

1）In-Between Test[22)]

　本来は，触覚感覚検査であり，末梢神経の知覚脱失の検査である．触覚は，身体図式を形成する体性感覚の一部であるため，この検査は，身体図式に関する評価方法として利用できると考えられる．

【方法】

　被検者は，閉眼したまま，机上に手背を上にして置く．検者が被検者の2本の指に同時に触れる．触れた2本の指の間に指が何本あるか被検者は答える．左右の手でそれぞれ4回ずつ実施する．

2）Two-Point Finger Test[22)]

　先のIn-Between Test同様，本来は触覚感覚検査であるが，身体図式に関する評価として利用できると考えられる．

【方法】

　被検者は，閉眼したまま，机上に手背を上にして置く．検者は，被検者の指の2カ所に同時に触れる．被検者は，同じ指の2カ所に触れられているのか，違う指に触れられているのかを答える．左右4回ずつ実施する．

3）指あてゲーム[23)]

　JPANの1検査項目である．この検査は，3つのパートからなる．パート1は，視空間

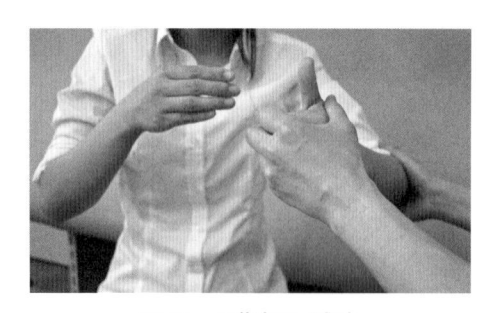

図2　母指探し試験

性表象，パート2とパート3は，身体図式（オンライン表象）に関する検査として利用できると考えられる．
【方法】
　パート1では，検者が手の絵カードにて被検者が触る指を指示する．被検者は手をシールドで隠された状態で自分自身の指を手探りにて定位することが求められる．パート2では，シールドにて視覚遮断し，検者が被検者の指を触りその指をあてさせる．パート3では，検者は継時的に被検者の指に触れ，被検者は触られたのと同じ順番で答えることが求められる．

４）母指探し試験[24,25)]
　空間での母指の位置が認識できているかどうかを調べる検査である．身体図式を形成する固有感覚の障害を調べることができるため，身体図式の評価に利用できると考えられる．
【方法】
　検者は，一方の手で被検者の母指以外の手指を包むように握り，もう一方の手で被検者の肘の付近を持ち，空間内に被検者の上肢を固定する．
　その後，検者は，被検者に対して，開眼した状態で，固定されている上肢と反対側の手で，固定されている側の母指をつかむように指示する．検者は，被検者が母指をつかめることを確認した後，閉眼を命じ，固定している上肢を他動的に動かしてから再度空間内に固定する．そして，開眼時と同様に，固定されている側の母指をつかむように指示する．
　この検査を数回以上繰り返し，その結果を総合して評価の判定を行う（図2）．

２．模倣課題

１）肢位模倣
　南カリフォルニア感覚統合検査（Southern California Sensory Integration Test：SCSIT）[26)]の下位検査である．身体図式（オンライン表象）と視空間性表象が含まれた課題と考えられる．
【方法】
　検者と被検者は向かい合って，肘かけのない椅子に座り，検者は同じ格好をするように被検者に指示する．検者は10秒もしくは被検者が正しい姿勢をとるまで，この姿勢を保ち続ける（図3）．
　3秒以内に正しい姿勢ができれば2点，4秒から10秒の間で正しい姿勢ができれば1点

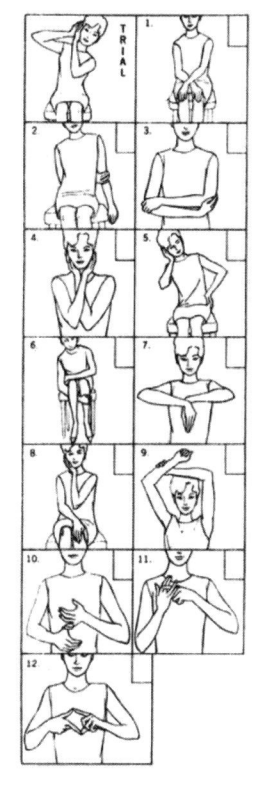

図3 肢位模倣課題〔文献26)より引用〕

となる．10秒以降に正しい姿勢ができた場合や姿勢が正しくない場合は0点となる．

2) かっこよくまねしよう[27]

JPANの中の模倣に関する検査項目である．身体図式（オンライン表象）と視空間性表象が含まれた課題と考えられる．

【方法】

被検者に提示図版（子どもがポーズをとっている写真が載っている）を見せ，「この子のまねをしてみてください」と指示する．検者と被検者とは向かい合わせになり，2人の間の距離は，約1.5m（提示図版を見やすい距離）とする．

3．描画法

1) 公園で遊ぼう[28]

JPANの中の1検査項目である．意味性表象，視空間性表象，オンライン表象の3つを統合した能力が測定できると考えられる．

【方法】

被検者に①公園の入り口で立っている人（立位），②鉄棒にぶら下がっている人（鉄棒），③椅子に座っている人（椅子），④トンネルの中で這っている人（這い），の絵を描いてもらう．①立位と②鉄棒の課題は必ず実施し，③椅子と④這いの課題は評価を深めるための参考検査として位置づけられている．

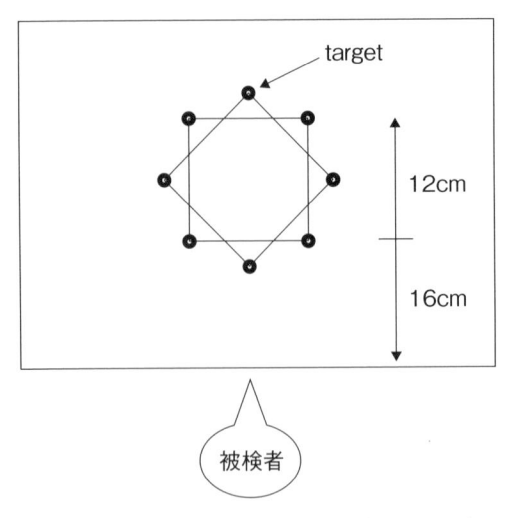

図4 Pinboard Test〔文献29）より引用〕

研究で用いられた身体図式に関わる課題

　ここでは，さまざまな研究で用いられた身体図式に関わる課題を紹介する．PD患者にも身体図式の評価として利用できると考えられる．

1．Pinboard Test[29,30]（図4）

【目的・対象】

　コルクボード上に配置されたターゲットピンに対して，ボード裏からターゲットピンの真裏と思われる位置に別のピンをさしてマッチングさせる課題である．幼稚園児（4，5歳児）や小学生（1・2年生），大学生を対象に，視覚情報と体性感覚情報の処理を測定する目的で実施された．

【方法】

　コルクボード上に4本のターゲットピンを配置する。ターゲットピンの配置は12 cm四方の正方形の4隅とし，正方形の底辺は被検者から16 cmとなるように設定する．また，別のバージョンとして，正方形を90度回転させ，ひし形のような形にし，その4隅にピンを配置する設定も用意する．被検者が，ターゲットピンの位置を記憶しないように，この2種類の設定を交互に用いる．

　検者は，被検者に対して，ターゲットピンの真裏と思われる位置にピンをさすように指示する．被検者には，マッチングする際に，①ターゲットピンを見るだけでマッチングする，②ターゲットピンを見て触りながらマッチングする，③目隠しでターゲットピンを触りながらマッチングするという3つの条件が課せられる．この3つの条件を利き手と非利き手とでターゲットピンの位置を変えながら行う．ターゲットピンとボード裏からさしたピンの誤差（mm）が測定される．

【結果】

　3つの条件の中では，目隠しでのマッチングが，他の2つの条件よりも誤差が大きかっ

た．利き手と非利き手での差については，全体的に非利き手のほうが誤差が大きく，特に目隠しでのマッチングにおいて誤差が大きいという結果が報告されている．

2．指あわせ試験[31,32]

【目的・対象】

母指探し試験をもとに考案されたものである．母指探し試験では，検査側の母指と反対側の手とのずれを判定する際に，目測により行うため正確性に欠ける問題点があった．指あわせ試験は，この問題点を解決し，ずれの距離を定量的に測定することができる．

脳卒中片麻痺患者を対象に，麻痺側上肢の感覚障害が動作に及ぼす影響を明らかにすることを目的に実施された．

【方法】

被検者に端座位をとらせ，母指探し試験と同様に，検査側の上肢を検者が他動的に動かした後，対象者の前方正中矢状面に設置した透明プラスチック板に示指先端を接触させて固定する．または，示指先端にcompact disc（CD）をはめ込み，検者が他動的に動かした後，任意の位置に保持する．反対側の上肢は，側方挙上90°を開始肢位とし，反対側の示指を検査側の示指の先端に合わせるように指示する．

開眼注視下にて数回練習し，閉眼にて5回繰り返す．検査側の示指の位置は5回とも異なる場所とする．ずれは1 cm単位で測定する．

【結果】

この検査の再現性は良好であり，また，脳卒中片麻痺患者に対して上肢の深部感覚検査として有用であるとの結果が報告されている．

3．通り抜け課題[33]

【目的・対象】

2枚の板の間を通り抜けられる幅を予測し，その予測した幅と実際に通り抜けられる幅との差を求める課題である．転倒・転落により骨折を経験した65歳以上の高齢者5名，骨折経験のない65歳以上の高齢者5名および，20～30代の若年者5名を対象に，身体イメージの調査と評価方法を検討することを目的に実施された．

【方法】

縦175 cm，横95 cmの板を2枚立て，2枚の板の間に人が通り抜けられる間隔を空けておく．2枚の板から5 m離れたスタート地点と10 m離れたスタート地点を用意して，その2つの地点から，被検者は，2枚の板の間を板に触れることなく，歩いて通り抜けられる最小の幅を予測し，その幅を予測値とする．次に，2枚の板から1 m離れた場所から，被検者は板の間を何度か歩き，板に触れることなく通り抜けられる最小の幅になるまで2枚の板を調整し，その幅を実測値とする．そして，予測値から実測値を引いた値（誤差）を求める．

【結果】

転倒・転落により骨折を経験した高齢者では，若年者に比べて，予測値と実測値との誤差が有意に大きかった．また，転倒・転落により骨折を経験した高齢者と骨折経験のない

高齢者との誤差の比較では，両者に有意な差はなかった．これらの結果より，予測値と実測値との誤差は加齢による影響を受けると報告されている．

4．障害物回避の見積もり能力測定課題[34]

【目的・対象】

ある高さのバーをかがみ込むことなく通り抜けられるか否かを被検者に回答させる課題である．発達障害児9名と健常児9名（どちらも5歳後半～6歳前半）を対象に，障害物に接触する原因が障害物への接触回避を見積もる能力の低さにあるのか否か検証することを目的に実施された．

【方法】

高さ1.6 mの支柱2本を床面に対して垂直に設置し，長さ1.6 m，幅4.0 cmのバーを支柱間距離が1.0 mになるように横に渡した測定機器を用意する．バーの高さは，被検者の身長を100％とした場合の91％，94％，97％，100％，103％，106％，109％の7種類設定する．被検者は，「かがみ込むことなしに通り抜けることができるかどうか」という質問に対して，「できる」あるいは「できない」で回答する．身長の91％，94％，97％，100％の場合は接触する，103％，106％，109％の場合は接触しないものとして判断する．

【結果】

健常児では，誤答総数13回のうち，3回が身長よりも低いバーをかがみ込むことなしに通り抜けることができると回答したのに対して，発達障害児では，誤答総数20回のうち，10回が身長よりも低いバーをかがみ込むことなしに通り抜けることができると回答したと報告されている．

5．リーチ距離見積もり誤差測定課題[35～39]

【目的・対象】

Functional Reach Test（FRT）を利用して，リーチ距離の予測値と実測値との誤差を測定する課題である．対象は，高齢者や脳卒中片麻痺患者で，リーチ距離の予測値と実測値との誤差と転倒との関係を調査することを目的に実施された．

【方法】

被検者は，FRT測定方法と同様の開始肢位をとり，そこから可能な限り前方にリーチしたときに到達すると予測される位置（予測値）を答える．その後，リーチ距離の実測値を測定し，実測値から予測値を引いた値を見積もり誤差とする．

【結果】

高齢者に関しては，見積もり誤差が転倒を予測する有益な情報となることや，複数回転倒と関連する可能性が示唆されている．脳卒中片麻痺患者においても，見積もり誤差と入院中の転倒回数は正の相関が認められ，見積もり誤差は転倒ハイリスク患者を判別する指標となることが報告されている．

身体図式の評価方法について

　身体図式は，深部感覚をはじめとするさまざまな感覚情報を受け取り，オンラインで刻々と更新されていくため，一つの検査や一つの課題で評価することは難しいと考えられる．身体図式を形成する多彩な要素に対応した複数の検査，課題を実施し，それらの結果から総合的に身体図式を解釈する必要がある．

　これまでの作業療法では，身体図式について，その重要性は述べられてきたものの，その評価方法について言及されることは少なかったと思われる．今後，このような作業療法独自の身体図式評価尺度が開発されることを期待する．

〈田中宏明〉

文献

1) Head H, et al：Sensory disturbances from cerebral lesions. *Brain* 34：102-254, 1911
2) 大東祥孝：身体図式．飯田　真，他（編）：岩波講座　精神の科学4　精神と身体．岩波書店，pp209-236, 1983
3) 橋本照男，他：自己身体像認知．分子精神医学　11：71-72, 2011
4) 酒田英夫：頭頂葉の破壊症状．酒田英夫，他：頭頂葉．医学書院，pp73-101, 2006
5) Schilder P（著），秋本辰雄，他（訳）：身体の心理学—身体のイメージとその現象．星和書店，pp278-327, 1987
6) 河野哲也：〈心〉はからだの外にある．日本放送出版協会，pp.187-211, 2006
7) 西願寺弘通：身体イメージ．飯田　真，他（編）：岩波講座　精神の科学4　精神と身体．岩波書店，pp177-208, 1983
8) Blakeslee S, et al（著），小松淳子（訳）：脳の中の身体地図—ボディ・マップのおかげで，たいていのことがうまくいくわけ．インターシフト，pp45-86, 2009
9) Schilder P（著），北條　敬（訳）：身体図式—自己身体意識の学説への寄与．金剛出版，pp125-146, 1983
10) 田中彰吾：身体イメージの哲学．*Clin Neurosci* 29：868-871, 2011
11) Gallagher S：How the Body Shapes the Mind. Oxford University Press, pp17-39, 2005
12) 樋口貴広：身体と空間の表象．樋口貴広，他：身体運動学—知覚・認知からのメッセージ．三輪書店，pp107-147, 2008
13) 山根　寛：治療・援助における二つのコミュニケーション．三輪書店，pp24-27, 2008
14) Sirigu A, et al：Multiple representations contribute to body knowledge processing—evidence from a case of autotopagnosia. *Brain* 114：629-642, 1991
15) Coslett HB：Evidence for a disturbance of the body schema in neglect. *Brain Cogn* 37：527-544, 1998
16) Coslett HB, et al：Knowledge of the human body—a distinct semantic domain. *Neurology* 59：357-363, 2002
17) Schwoebel J, et al：Evidence for multiple, distinct representations of the human body. *J Cogn Neurosci* 17：543-553, 2005
18) 鶴谷奈津子，他：両側頭頂葉萎縮と自己身体部位失認．*Clin Neurosci* 27：403-406, 2009
19) 鶴谷奈津子：自己身体部位失認．神経心理学　27：304-314, 2011
20) de Vignemont F：Body schema and body image—pros and cons. *Neuropsychologia* 48：669-680, 2010
21) 日本感覚統合学会（監）：JPAN 感覚処理・行為機能検査　実施マニュアル．パシフィックサプライ，pp24-30, 2011
22) 秋山俊夫：ボディ・イメージ．上里一郎（監）：心理アセスメントハンドブック．第2版．西村書店，pp516-528, 2001
23) 日本感覚統合学会（監）：JPAN 感覚処理・行為機能検査　実施マニュアル．パシフィック

サプライ，pp44-47，2011
24) 平山惠造，他：母指さがし試験―関節定位覚障害の検査．臨床神経学 **26**：448-454，1986
25) 中田眞由美，他：知覚をみる・いかす．協同医書出版社，pp51-53，2003
26) Ayres AJ：Southern California Sensory Integration Tests. Western Psychological Services, 1972
27) 日本感覚統合学会（監）：JPAN感覚処理・行為機能検査 実施マニュアル．パシフィックサプライ，pp60-62，2011
28) 日本感覚統合学会（監）：JPAN感覚処理・行為機能検査 実施マニュアル．パシフィックサプライ，pp94-100，2011
29) 奥田援史：幼児の身体的不器用さに関する研究．滋賀大学教育学部紀要 **57**：1-5，2007
30) 山本裕二：発達性協調運動障害―Pinboard Testの適用．Nagoya journal of health, physical fitness & sports **27**：33-38，2004
31) 柳瀬由紀子，他：「指あわせ試験」の再現性の検討．理学療法科学 **23**：557-560，2008
32) 柳瀬由紀子，他：脳卒中片麻痺者における麻痺側上肢の感覚障害と動作障害との関連．理学療法学 **37**：397-402，2010
33) 三輪昌子，他：高齢者のボディイメージと評価方法の検討．医療マネジメント会誌 **9**：472-476，2008
34) 島谷康司，他：障害物回避の見積もり能力に関する発達障害児と健常児の比較．理学療法科学 **26**：105-109，2011
35) 杉原敏道，他：高齢者の自己身体能力認知について．The Journal of Japan Academy of Health Science **7**：257-261，2005
36) 杉原敏道，他：高齢者の身体能力認識と転倒について．理学療法科学 **20**：13-16，2005
37) Sugihara T, et al：Physical Ability Estimation and Falling in the Elderly. Journal of Physical Therapy Science **18**：137-141，2006
38) 高取克彦，他：脳卒中片麻痺患者におけるリーチ距離の見積もり誤差と転倒との関係．理学療法学 **34**：52-58，2007
39) 岡田洋平，他：地域高齢者におけるリーチ距離の見積り誤差と転倒との関係．理学療法学 **35**：279-284，2008

3 パーキンソン病の心身機能評価
③ 運動イメージの評価

運動イメージとは

　運動イメージとは実際の運動を伴わずに運動を想起する運動リハーサルのことで，脳内のワーキングメモリーで再生される過程といわれている[1]．運動イメージは日常生活のさまざまなところで効率的な運動を行うために重要な役割を果たしている．たとえば，同じカップに入った水と熱いコーヒーでは持ち方が異なる．冷たいものは指全体でしっかりつかまえるが，熱いものはできるだけ接触面を減らして熱くない部分を持とうとする．私たちは実際にカップに手を伸ばして体性感覚のフィードバックを待たなくても，視覚からのカップの情報を記憶と照合し適切な運動を計画する．この際の運動の計画が運動イメージとされている．

　運動イメージの研究は1980年代にRolandらの研究から注目されるようになった．Rolandら[2]はPET（Positron Emission Tomography）を用いて，母指と他の残り4指との対立系列運動を頭の中で行うイメージ想起時に，指と反対側の補足運動野や運動前野の脳血流が増加することを報告した．Jacksonら[3]は運動イメージ想起時には実際の運動と類似した脳の領域が活動すると報告しており，Weinrichら[4]は補足運動野や運動前野の活動が実際の運動に先行して起こることを報告している．つまり，実際の運動には先行して運動イメージ想起が行われ，運動イメージ想起をするだけで補足運動野や運動前野が活動するということである．近年，fMRI（functional MRI：機能的MRI）等の脳活動の計測機器の開発により，さまざまな疾患での運動イメージ想起時の脳活動が研究されており，運動の前段階の脳活動や障害に注目が集まっている．

運動イメージの評価

　運動イメージの想起は心理的過程であり，実際の運動とは異なり目に見えない．そのため，評価は被検者の言葉に頼る必要があり，評価や定量化が難しいとされている．その中で，運動イメージ想起能力を評価する簡便な方法として以下の3つの方法がよく用いられる．

1．心的時間測定法

　心的時間測定法は，歩行や書字等，ある動作のイメージでの動作の遂行時間を測定し，同じ動作の実際の運動にかかる時間と比較する方法である[5]．イメージでの動作遂行時間と実際の運動にかかる時間の差の比較でイメージ想起の正確さを調べる．さまざまな動作

に応用できる半面，統一した方法が確立されていないために基準が明確でない等の問題もある．

2．質問紙法

　質問紙法とはイメージの鮮明さについて質問紙を用いて測定するもので，スポーツ心理学分野で発展してきた評価手法である．代表的な質問紙として，Hallら[6]は主観的なイメージの行いやすさを問うMovement Imagery Questionnaire-Revised（MIQ-R）を作成した．なお，わが国においても長谷川ら[7]がMIQ-Rにもとづいて，日本版運動心像質問紙改訂版（Movement Imagery Questionnaire-Revised Japanese Version：JMIQ-R）を作成した．JMIQ-Rは観察（視覚）イメージ評価尺度（4項目）・体験（運動）イメージ評価尺度（4項目）の計8項目からなり，イメージの鮮明さをそれぞれ7段階の尺度で評価するものである．MIQ-Rを参考に障害者や高齢者に適応できるように作成したものが，KVIQ（Kinesthetic and Visual Imagery Questionnaire）[8]である．方法が統一されていることから用いやすいが，主観的なイメージの行いやすさを回答するため，問題の理解度によって点数が変化する問題点がある．

3．メンタルローテーション

　メンタルローテーション（Mental Rotation：MR）とは，心理学分野で発展してきた評価手法であり，二次元あるいは三次元的に回転して提示された図形や身体の一部をイメージにて回転することで図形の正立像や手や足の左右を判断するもので，判断にかかる時間とエラーを計測する[9]．また，判断までの時間が早いほど運動イメージ想起能力が高いとされている．短時間に調査を行うことができることから臨床場面で用いやすいが，方法が統一されていないため基準が明確でない等の問題もある．

パーキンソン病患者の運動イメージ

　パーキンソン病（以下PD）患者の運動イメージを調査した研究では，Heremansら[10]はMIQ-R，KVIQを用いて，PD患者14名と健常者14名を対象としイメージ想起能力の比較を行った．結果，両群間のイメージ想起能力には差がなかったと報告している．

　Amickら[11]は，右側の障害の強いPD患者15名，左側の障害の強いPD患者12名，健常者13名においてブロックと手のMRを用いて調査を行った．結果，ブロックでは3グループ間に差はみられなかったが，手のMRにおいて右側の障害が強い患者群が健常群に比べてエラーの数が多いことを報告している．

　著者らはPD患者の運動イメージの調査のために手のメンタルローテーション課題（手のMRT）を用いた調査を行ったので紹介する．

1．手のMRTについて

　手のMRTはパーソナルコンピュータの画面に表示される回転した手の写真が右の手か左の手かを選択する課題である（図1）．課題の結果として左右判断までの時間，正解率を

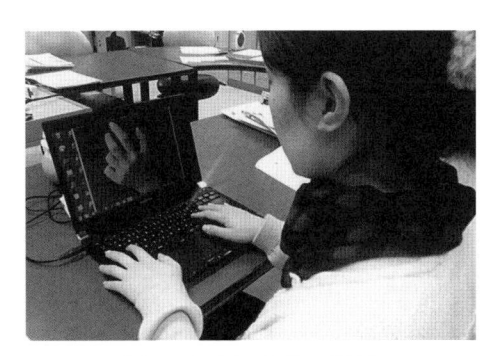

図1　MRT実施の様子

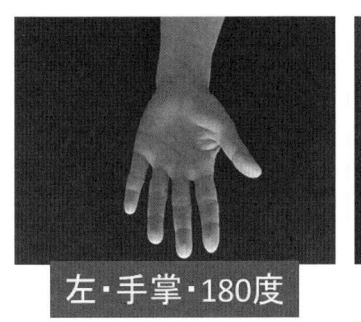

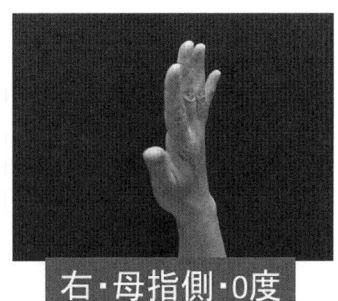

図2　課題写真例

計測した．課題は48枚の手の写真（左右24枚ずつ）で，手掌，手背，母指側からの3種類，45度ずつ360度回転したものを用いた（図2）．

2. 健常者とパーキンソン病患者の比較

対象は健常者：①認知症症状がなく言語で回答できる，②調査に影響のある神経学的な異常所見を有していない48名とPD患者：①診断が確定している，②認知症症状がなく言語で回答できる，③PD以外の調査に影響する神経学的な異常所見を有していない，④Hoehn-Yahr重症度分類1～5度で座位での上肢操作が可能，⑤HDS-R（改定長谷川式簡易知能評価スケール）が21点以上，⑥調査期間直前の1ヵ月間に服薬の変更のない症状の安定している21名（男性7名，女性14名）とし，年齢や性別を合わせたうえで運動イメージ想起能力の比較調査を行った．

分析は両群の手の左右判断課題の反応時間，正解率をMann-WhitneyのU検定を用いて比較を行った．

結果，PD患者では健常者と比較して反応時間が延長しており，両群間に有意な差がみられた（表1，図3）．また正解率では両群間に有意な差はみられなかった（図4）．

このことから，PD患者では健常者と比較し運動イメージ想起能力が低下していることが明らかとなった．また運動イメージ想起にかかる時間は延長するが，正解率に差がないことから想起される運動イメージは正確であると考えた．

表1　両群の手のMRT反応時間

	パーキンソン病患者群（n=21）	健常者群（n=48）	p値	判定
反応時間（秒）[a]	169.89±78.98	101.47±26.73	p＜0.001	**

Mann-WhitneyのU検定（両側），[a]Mean±SD，**p＜0.01

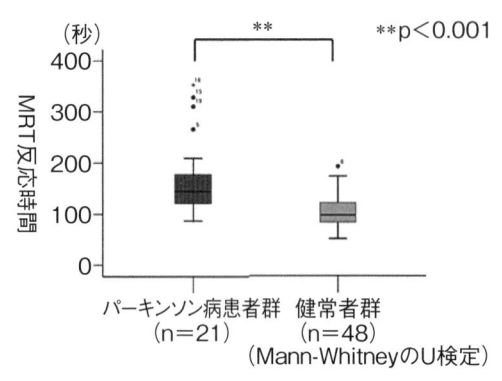

図3　両群の手のMRT反応時間

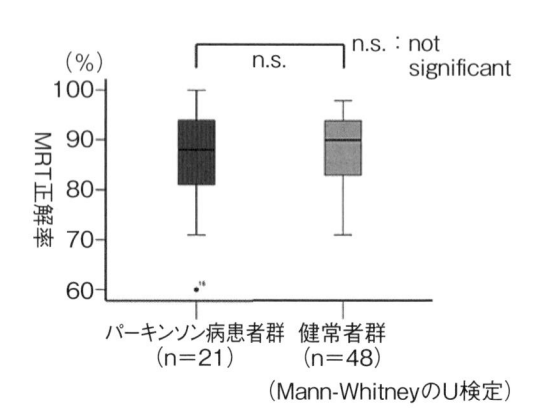

図4　両群の手のMRT正解率

まとめ

　運動イメージ想起能力の評価に関して，心的時間測定法，質問紙法，手のMRTの各方法とPDにおける先行研究，著者らの研究結果を中心に述べた．運動イメージ想起能力を心的時間測定法，手のMRTでは時間，質問紙法では難易度で評価する．現在，PDをはじめ脳卒中や整形疾患等，さまざまな疾患に対して運動イメージの評価が行われており，運動計画の段階での問題に焦点があたりはじめている．しかし，心的時間測定法，手のMRTは統一された方法がいまだ確立されておらず，研究ごとに異なる課題が用いられており，質問紙法も対象者の理解度によって結果が左右されるため，今後は方法の統一が求められる．

（中西　一・亀田富未香・宮口英樹）

文献

1) Decety J：The neurophysiological basis of motor imagery. *Behav Brain Res* **77**：45-52，1996
2) Roland PE, et al：Supplementary motor area and other cortical areas in organization of voluntary movements in man. *J Neurophysiol* **43**：118-136，1980
3) Jackson PL, et al：Potential role of mental practice using motor imagery in neurologic rehabilitation. *Arch Phys Med Rehabil* **82**：1133-1141，2001
4) Weinrich M, et al：A neurophysiological study of the premotor cortex in the rhesus monkey. *Brain* **107**：385-414，1984
5) Malouin F, et al：Reliability of mental chronometry for assessing motor imagery ability after stroke. *Arch Phys Med Rehabil* **89**：311-319，2008
6) Hall CR, et al：Measuring movement imagery abilities—a revision of the movement imagery questionnaire. *J Ment Imagery* **21**：143-154，1997
7) 長谷川望：日本版運動心像質問紙改訂版（JMIQ-R）の作成．イメージ心理学研究　**2**：25-

34, 2005
8) Malouin F, et al : The Kinesthetic and Visual Imagery Questionnaire (KVIQ) for assessing motor imagery in persons with physical disabilities : a reliability and construct validity study. *J Neurol Phys Ther* **31** : 20-29, 2007
9) Parsons LM, et al : Cerebrally lateralized mental representations of hand shape and movement. *J Neurosci* **18** : 6539-6548, 1998
10) Heremans E, et al : Motor imagery ability in patients with early- and mid-stage Parkinson disease. *Neurorehabil Neural Repair* **25** : 168-177, 2011
11) Amick MM, et al : Frontostriatal circuits are necessary for visuomotor transformation—mental rotation in Parkinson's disease. *Neuropsychologia* **44** : 339-349, 2006

3 パーキンソン病の心身機能評価

4 新しい運動イメージ評価—同心円課題

はじめに

　筆者は現在，大学病院に勤務しており，診断目的等で入院となった軽度のパーキンソン病（以下 PD）患者を担当する機会がある．これらの患者には著明な運動症状はなく，日常生活もほぼ自立している状態であった．しかし，家事動作等の練習において，「作業場と身体の位置づけが遠く，無理なリーチとなりバランスを崩す」，「物によくぶつかる」等の特徴的な「動作のやりにくさ」がしばしば観察される．こうした現象がなぜ起こるのかについて強い疑問を抱いていた．

仮説

　こうした現象が起きる原因について，以下の3つの仮説を立てた．①身体図式の問題，②深部覚の問題，③視空間認知の問題．これらの問題と PD との関連を調査する目的で，文献検索を行った．結果，①の身体図式については英文献で1件[1]のみ報告があった．②の深部覚の問題については英文献で1件[2]の報告があったものの健常者と比較してわずかに問題がある程度で，今回のような現象につながるとは考えにくかった．③の視空間認知に関しては，研究者間で定義自体が統一されておらず，結果も両極端なものであった[3]．そこで，①の身体図式の問題に焦点をあてて検討することとした．

評価スケール作成経緯

　田中[4]は，「身体と周辺環境との空間的な位置関係を判断し動作を調整するためには身体図式をベースとする身体知が重要」と述べている．ここでいう身体知とは，近年注目されている運動イメージ[5]と言い換えた方がわかりやすいかもしれない．上述の PD 患者にみられる現象は，自己身体と環境物体との関係性の問題，つまり視空間座標系と内的身体座標系との調節障害ではないかと考えられた．さらに，PD 患者には，視覚情報の有無が動作の可否に影響する現象（矛盾性運動）が存在することがよく知られている[6]．これらを考え合わせると，PD 患者には視空間座標系の問題である視空間認知障害よりも，内的身体座標系の問題である身体図式の障害が生じていると考えられた．われわれは，このような観点から PD 患者の身体図式障害ベースとした運動イメージを評価するスケールの必要性を感じた．

図1　同心円

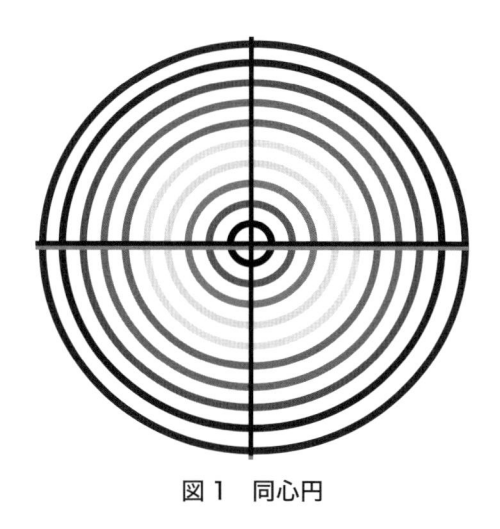

1．文献検索

　前述のPD患者に身体図式の障害があるとする英文献は，スクリーン上に映し出された引き戸の開口幅を，PD患者が推量する自身の肩幅と同程度に調節する課題を行わせ，「推量肩幅」と「実肩幅」との差を健常者と比較するという方法で，動作を伴わない評価だった．しかも，この方法は多くの機材が必要であり，臨床現場で使用するには複雑すぎると判断した．

　次に，PDに限定せずに身体図式の評価スケールについて文献検索を行ったものの，視空間座標系と内的身体座標系の調節障害という観点からの動作を含む簡便な評価スケールはなかった．

2．評価スケール試作

　文献検索を経て，新たに運動イメージの評価スケールを試作することとした．

　作成に際し，あらためて運動イメージとその障害を以下のように定義した．「運動イメージは身体図式をベースとして存在するものである．その障害は身体と周辺環境との空間的な位置関係を判断し動作を調整する能力の障害として出現し，視覚情報のない場面でより強く現れる」．この定義に従い，事前に視覚だけで確認（推量）した目標点に向けて，閉眼で指さしを行う（実施），という方法を考案した．このとき，目標点からの逸脱距離を定量的に計測するため紙面上に1cm間隔の同心円を描いて用いた（図1）．また，この評価スケールを用いて運動イメージの障害の有無を判断するためには，位置覚や運動覚に問題がないことが前提条件であると考え，これらを想定する課題も同心円を用いて作成した．

　この結果，評価課題は以下の3つとした．

　1）位置覚を想定した課題
　2）運動覚を想定した課題
　3）運動イメージを想定した課題

　結果は，1cm間隔の同心円中心からの距離を，0.5cm単位にて算出する．

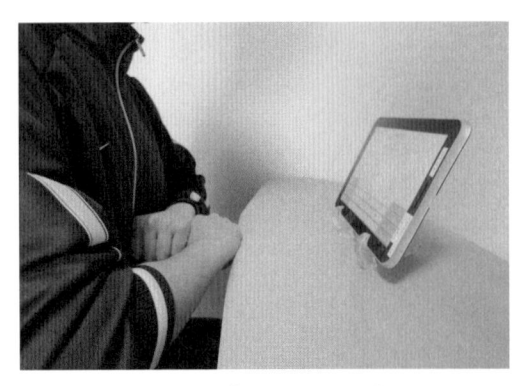

図2　ポジショニング　　　　　　　図3　評価実施風景

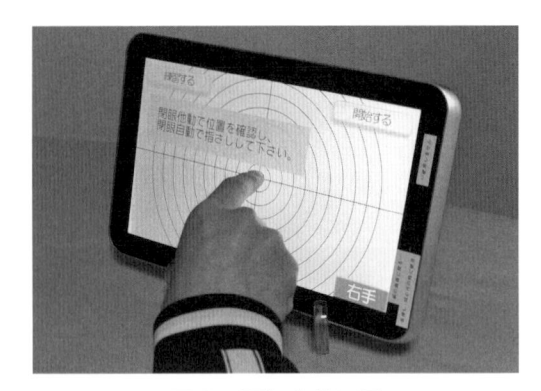

タブレットPCを用いた評価の実施手順

現在，より簡便でデータ化しやすいように，シャープエンジニアリングの協力のもとタブレットPCを用いた方法を行っている．

1．使用機器

GALAPAGOSホームモデル（EB-WX1GJ-B）

2．ポジショニング

テーブルと身体との位置づけは，テーブルの高さを剣状突起（みぞおち）部分に合わせ，距離は拳2つ分とする（図2）．機器の設置もテーブル最手前から拳2つ分とする．また，課題ごとに機器の横幅1/2分を左右へずらして位置を変更する．

3．基本情報入力

評価者名，疾患分類，地域，順番号，参加者名，年齢，利き手，性別等，リスト選択またはキー入力にて行う．

4．評価実施手順（図3）

1）位置覚を想定した課題（左右手）
（1）閉眼で上肢脱力を意識させつつ他動介助にて同心円中心に示指先端を導く．
（2）その位置を覚えておくよう指示する．
（3）閉眼で上肢脱力を意識させつつ他動介助にて被験者の示指先端を鼻先端に導く．
（4）閉眼のまま鼻先端から自動運動にて同じ点を指さすよう指示する．

2）運動覚を想定した課題（左右手）
（1）開眼・自動運動にて鼻先端から同心円の中心に向かい，指さすように指示する．このとき，手の動いている感覚を意識するように指示する．
（2）開眼・自動運動にて示指先端を鼻先端に戻すよう指示する．
（3）閉眼のまま鼻先端から自動運動にて同じ点を指さすよう指示する．

表1 パーキンソン病患者群と健常高齢者群との2群間比較

位置覚想定課題

右手					左手				
変数	PD群	健常群	t検定		変数	PD群	健常群	t検定	
平均	3.00	2.78	p値	0.535	平均	3.04	2.30	p値	0.066
標準偏差	1.68	1.47			標準偏差	2.13	1.50		

運動覚想定課題

右手					左手				
変数	PD群	健常群	t検定		変数	PD群	健常群	t検定	
平均	2.20	1.79	p値	0.112	平均	2.66	2.36	p値	0.727
標準偏差	1.22	1.05			標準偏差	1.69	4.44		

運動イメージ想定課題

右手					左手				
変数	PD群	健常群	t検定		変数	PD群	健常群	t検定	
平均	3.11	2.09	p値	0.003	平均	3.11	2.32	p値	0.009
標準偏差	1.98	1.09			標準偏差	1.44	1.19		

3）運動イメージを想定した課題（左右手）
（1）開眼にて同心円の中心を視覚のみで確認するよう指示する．
（2）閉眼して鼻先端から自動運動にて同じ点を指さすよう指示する．

以上，指さした地点の中心点からの距離は，自動的に算出され，CSVファイルの形式で保存される．

運動イメージ評価としての可能性の検討

【対象】
PD患者28名と健常高齢者59名．

【方法】
前述の実施手順に準ずる．

【結果】
2群間比較を行ったところ，位置覚・運動覚を想定した課題では有意差はなく，運動イメージを想定した課題でのみ有意差を認めた（表1）．

視覚のみで確認して指さしを行った課題だけに有意差があったということは，視空間座標系と内的身体座標系との調節障害が疑われる．また，今回の結果は，運動イメージ障害として定義したものとも合致し，運動イメージ評価としての可能性が示唆された．

おわりに

今後は，視空間認知障害の有無や外的基準との比較等も踏まえ，評価スケールとしての信頼性・妥当性等の検証も行っていきたい．また，身体図式評価と運動イメージ評価との

比較等も検討していく必要があると思われる．

（大坪健一・高畑進一）

文献

1) Lee AC, et al：Disruption of estimation of body-scaled aperture width in Hemiparkinson's disease. *Neuropsychologia* **39**：1097-1104, 2001
2) Konczak J, et al：The perception of passive motion in Parkinson's disease. *J Neurol* **254**：655-663, 2007
3) 大槻美佳：パーキンソン病の高次脳機能障害. *MB Med Reha* **76**：21-29, 2007
4) 田中彰吾：心理的身体と身体知―身体図式を再考する. 人体科学 **18**：1-12, 2009
5) 宮口英樹，他：運動イメージの臨床応用. OTジャーナル **45**：864-872, 2011
6) 本田　学：脳機能イメージングでみるパーキンソン病の運動と思考. 脳の科学 **23**：1093-1098, 2001

4 パーキンソン病と運動イメージ―その応用

1 運動イメージとUPDRS

はじめに

　パーキンソン病（以下PD）は四大徴候を主とする運動障害や自律神経症状が主症状として捉えられている．しかし近年では発症初期より高次脳機能障害や運動イメージ障害をきたし，大脳皮質における情報処理エラーが起きることが明らかとなってきた[1]．さらにPD患者自身の日常生活上の困難点や対処方法より治療介入の糸口を探究して得られた知見もあり，イメージの重要性が述べられている[2]．そこで運動イメージ評価方法の一つである質問紙法を用い，PD患者の運動イメージ能力を視覚的運動イメージ（以下視覚イメージ）と筋感覚的運動イメージ（以下筋感覚イメージ）に区分し，それぞれのイメージ能力と機能評価であるUPDRS（Unified Parkinson's Disease Rating Scale）との関係性について検討を行った．

註）イメージについて[3~5]
　ここで取り扱うイメージは，大きく分けて2つに分類可能とされている．1つは，他者が運動を行っているのを見ているような三人称的な視覚イメージであり，もう1つは，あたかも自分自身が運動を行っているかのような一人称的な筋感覚的イメージである．本項でのイメージについては視覚イメージ〔視覚的運動イメージ；三人称的なイメージ：誰かが運動している様子を映像として視覚的に思い浮かべるイメージ〕と筋感覚イメージ〔筋感覚的運動イメージ；一人称的なイメージ：あたかも自分自身が運動を行っているように筋運動感覚を用いて行うイメージ〕を示す言葉とする．

質問紙法について

　質問紙法は，対象者が主観的にどの程度鮮明にイメージできるのか，質問紙を用いて測定するもので，スポーツ心理学分野で発展してきた評価手法である．まず対象者に実際の動作・運動を行わせた後，同一運動の視覚イメージ・筋感覚イメージ想起をそれぞれ行わせ，イメージの鮮明さにより難易度を調査する．代表的な質問紙として，動作のイメージ想起の鮮明さを測定するHallらのMIQ-R（Movement Imagery Questionnaire-Revised）[6]がある．わが国においては，長谷川らがMIQ-Rにもとづき，日本版運動心像質問紙改訂版（Movement Imagery Questionnaire-Revised Japanese Version：JMIQ-R）[7]を作成している．JMIQ-Rは視覚イメージ評価尺度（4項目）・筋感覚イメージ評価尺度（4項目）の計8項目から構成され，イメージの鮮明さをそれぞれ7段階の尺度で評価するものである．さらにMIQ-Rを障害者や高齢者に適応できるように頸部，肩，肘等の各関節運動のイメージ想起に改訂したものがKVIQ（Kinesthetic and Visual Imagery Questionnaire）[8]

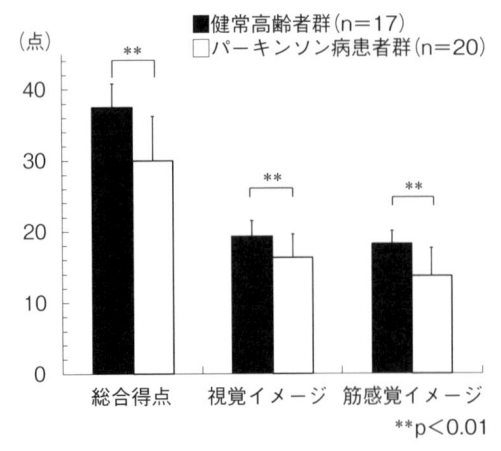

図1 JMIQ-Rによる健常高齢者群とパーキンソン病患者群のイメージ想起の比較

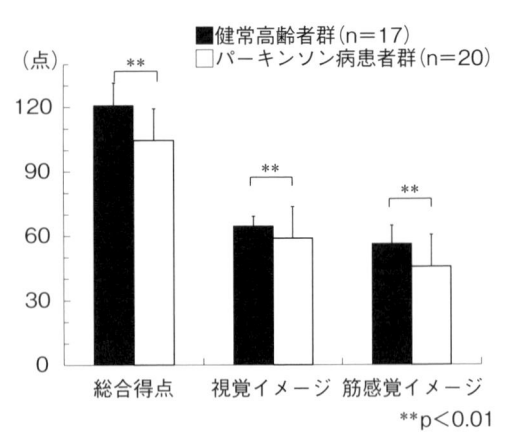

図2 KVIQによる健常高齢者群とパーキンソン病患者群のイメージ想起の比較

である．KVIQは視覚イメージ評価尺度（10項目）・筋感覚イメージ評価尺度（10項目）の計20項目から構成され，MIQ-R，JMIQ-R同様にイメージの鮮明さをそれぞれ7段階の尺度で評価するものである．

質問紙法による健常高齢者とパーキンソン病患者との比較

　まず質問紙法のJMIQ-RとKVIQを用い，①認知症症状がなく質問に対して言語で回答できる，②調査結果に影響を与える神経学的異常所見を有していない健常高齢者17名（男性6名，女性11名，平均年齢71.3±6.9歳）と，①診断が確定している，②認知症症状がなく質問に対して言語で回答できる，③PD以外の調査結果に影響を与える神経学的異常所見を有していない，④Hoehn-Yahr重症度分類1〜3度（on時）で立位での動作が可能，⑤MMSE（Mini Mental State Examination）が23点以上で想起問題の2/3をクリア，⑥調査期間直前・直後に服薬の変更がなく病状が安定しているPD患者20名（男性7名・女性13名，平均年齢70.6±5.8歳）を対象とし，性別や年齢等の条件を合わせたうえでイメージ想起能力の比較調査を行った．その結果，動作のイメージ想起評価であるJMIQ-Rのすべての得点において健常高齢者よりもPD患者の得点が低く，有意差が認められた（図1）．さらに各関節運動のイメージ想起評価であるKVIQについても健常高齢者よりもPD患者の得点が低く，有意差が認められた（図2）．

視覚イメージ・筋感覚イメージとUPDRSとの関係

　次に健常高齢者との比較調査をもとにPD患者20名のJMIQ-RとKVIQの調査結果とPDの機能評価であるUPDRSとの関係について検証を行った．その結果，JMIQ-Rの視覚イメージ得点，筋感覚イメージ得点とUPDRSとの間には有意な関係性は認められなかった（$p>0.05$）．しかし，KVIQとUPDRSとの間では，視覚イメージ得点はUPDRSの総得

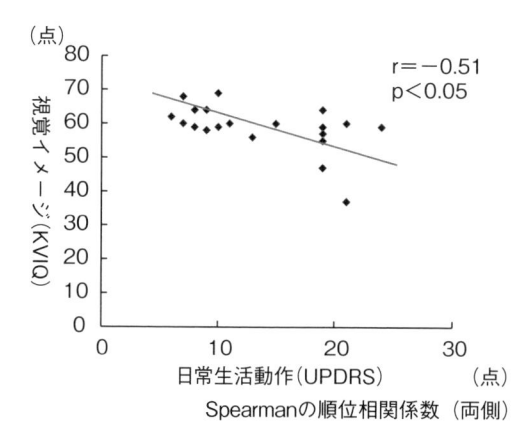

図3 パーキンソン病患者におけるKVIQの視覚イメージ得点とUPDRSの日常生活動作の関係

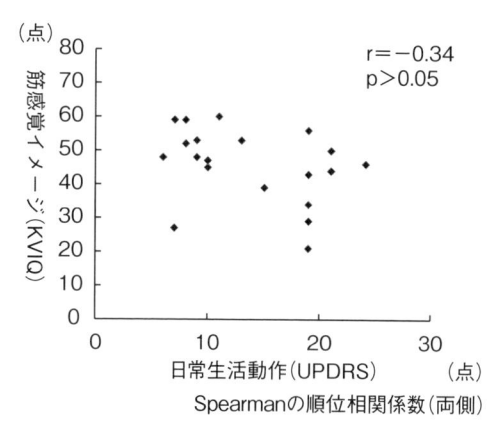

図4 パーキンソン病患者におけるKVIQの筋感覚イメージ得点とUPDRSの日常生活動作の関係

点や日常生活動作等と関係があり（図3），筋感覚イメージ得点はUPDRSとの関係性はなく個々の患者間の個別性が大きいことが考えられた（図4）．

まとめ

　運動イメージ評価の一つである質問紙法を用いた健常高齢者との比較やUPDRSとの関係について筆者らの研究結果を中心に述べさせていただいた．PD患者では健常高齢者と比較し視覚イメージ・筋感覚イメージ能力ともに低下していることが推察される．さらにUPDRSとの関係においても視覚イメージ・筋感覚イメージ能力それぞれとの関係性の一端が明らかとなっている．少なくともPD患者では，たとえば肘を曲げる等，動作一つひとつの細かな運動レベルでのイメージ想起が困難なだけでなく，服を着る等の日常生活動作や，服を着てどこに外出するか計画を立てる等の行為レベルにおいてもイメージ想起が困難となる可能性が考えられる．以上より，イメージ想起が脳内での運動の準備・リハーサルという点からも，日常生活場面での動作開始において視覚イメージ・筋感覚イメージを用いることが有効であると考える．さらにそれぞれのイメージ想起の特徴を活かした専門職の指導によって，患者自身への意識づけを行うことが必要であると筆者は考えている．

（中津留正剛）

文献

1) 大槻美佳：パーキンソン病の高次脳機能障害．*MB Med Reha* **76**：21-29, 2007
2) 高畑進一：パーキンソン病当事者の日常生活動作困難とイメージの重要性．OTジャーナル **45**：783-788, 2011
3) Jeannerod M：The representing brain—neural correlates of motor intention and imagery. *Behav Brain Sci* **17**：187-245, 1994
4) Mahoney MJ, et al：Psychology of the elite athlete—an exploratory study. *Cognit Ther Res* **1**：135-141, 1977
5) Decety J：Should motor imagery be used in physiotherapy? Recent advances in cognitive

neurosciences. *Physiother Theory Pract* 9：193-203, 1993
6) Hall CR, et al：Measuring movement imagery abilities—a revision of the movement imagery questionnaire. *J Ment Imagery* 21：143-154, 1997
7) 長谷川望：日本版運動心像質問紙改訂版（JMIQ-R）の作成．イメージ心理学研究 2：25-34，2005
8) Malouin F, et al：The Kinesthetic and Visual Imagery Questionnaire（KVIQ）for assessing motor imagery in persons with physical disabilities—a reliability and construct validity study. *J Neurol Phys Ther* 31：20-29, 2007

4 パーキンソン病と運動イメージ―その応用

2 手のメンタルローテーションとUPDRS，上肢機能

はじめに

　メンタルローテーション（Mental Rotation：MR）とは，視覚的に提示される回転した図形や身体の一部の写真の正立像や左右を判断するもので，運動イメージの評価として用いられる．筆者らはパーキンソン病（以下PD）患者の運動イメージ想起能力を手のMRTにて調査（79頁「3 運動イメージの評価」参照），健常者との比較によりPD患者では運動イメージ想起能力が低下していることを明らかにした．現在，運動イメージ想起能力と実際の動作の関係を明らかにした研究はないため，運動イメージの評価である手のMRTとUPDRS（Unified Parkinson's Disease Rating Scale），上肢機能の関係について調査を行った．

表1　手のMRT反応時間とUPDRSの相関（n=21）

		r値	p値	判定
UPDRS	Total	0.501	0.021	＊
	PartⅠ：精神機能	0.503	0.02	＊
	PartⅡ（on）：日常生活動作	0.622	0.003	＊＊
	PartⅡ（off）：日常生活動作	0.368	0.101	n.s.
	PartⅢ：運動機能検査	0.477	0.029	＊
	PartⅣ：治療の合併症	−0.394	0.077	n.s.

Spearmanの順位相関係数（両側），＊＊p＜0.01，＊p＜0.05，n.s.：not significant

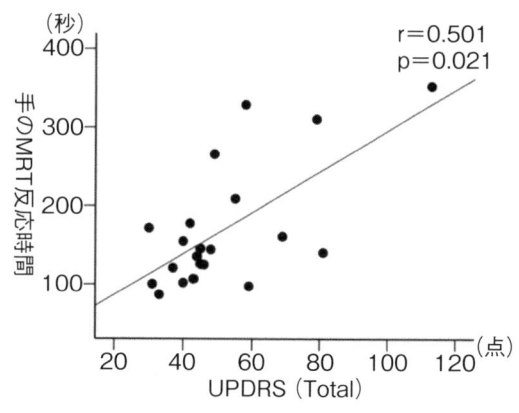

図1　手のMRT反応時間とUPDRS（Total）の相関

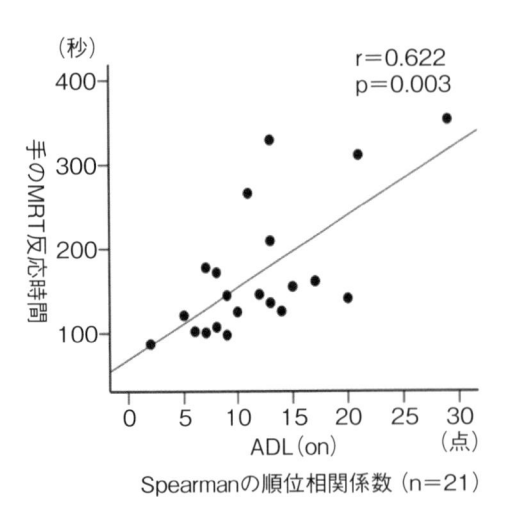

図2 手のMRT反応時間とUPDRS（ADL：on）の相関

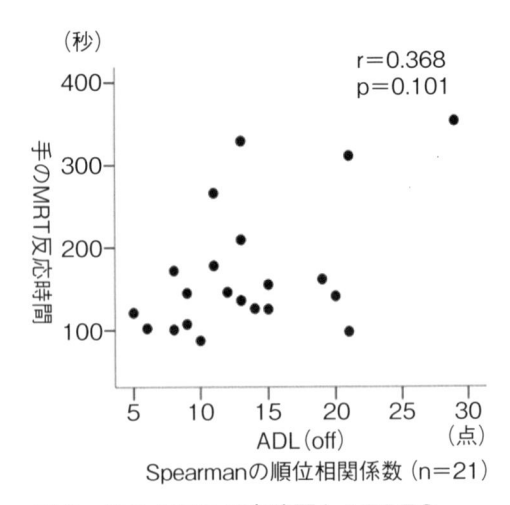

図3 手のMRT反応時間とUPDRS（ADL：off）の相関

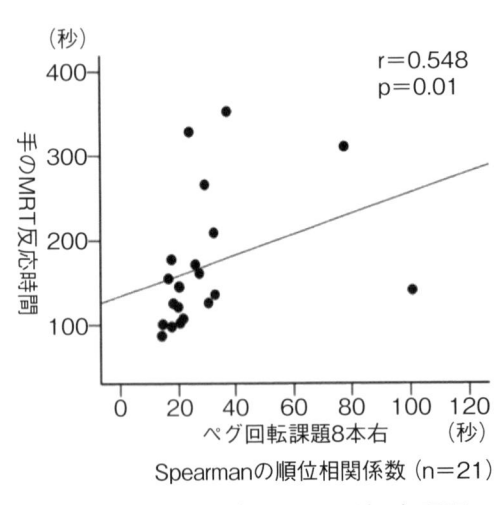

図4 手のMRT反応時間とペグ回転課題の相関

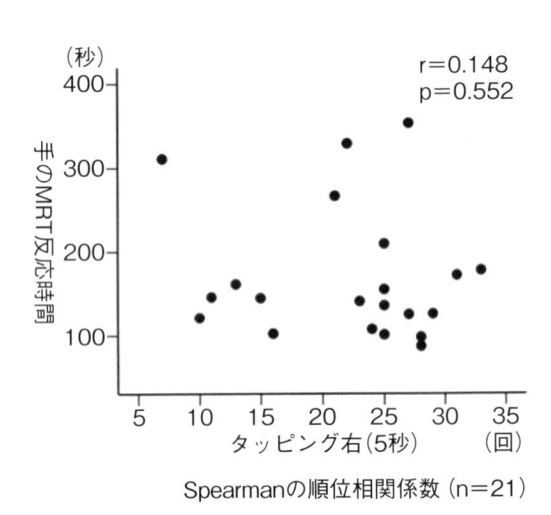

図5 手のMRT反応時間とタッピング課題の相関

手のメンタルローテーション課題とUPDRS，上肢機能の関係

PD患者は①診断が確定している，②認知症症状がなく言語で回答できる，③PD以外の調査に影響する神経学的な異常所見を有していない，④Hoehn-Yahr重症度分類1～5度で座位での上肢操作が可能，⑤改定長谷川式簡易知能評価スケール（HDS-R）が21点以上，⑥調査期間直前の1カ月間に服薬の変更のない症状の安定している21名（男性7名，女性14名）を対象とした．調査には前述した手のMRTとUPDRS，上肢機能評価としてTimed Motor Test（TMT）[1]の下位項目のペグボード課題，タッピング課題を実施した．

分析は手のMRT反応時間とUPDRSのTotal，PartⅠ精神機能，行動および気分，PartⅡ日常生活動作（on/off），PartⅢ運動機能検査（on），PartⅣ治療の合併症，ペグボード

表2　手のメンタルローテーション課題反応時間と上肢機能評価の相関（n=21）

		r値	p値	判定
タッピング5秒	右	−0.148	0.552	n.s.
	左	−0.041	0.559	n.s.
タッピング10秒	右	0.101	0.664	n.s.
	左	0.180	0.456	n.s.
ペグ回転8本	右	0.548	0.01	**
	左	0.545	0.011	**
ペグ両手移動8本		0.613	0.003	**
ペグ移動16本	右	0.614	0.003	**
	左	0.642	0.002	**

Spearmanの順位相関係数（両側）
**：$p<0.01$，*：$p<0.05$，n.s.：not significant

課題（左右上肢8本回転，両上肢8本移動，左右上肢16本移動），タッピング課題（左右示指での5秒，10秒間のタッピング）との相関の強さをSpearmanの順位相関係数を用いて算出した．

【結果】

手のMRT反応時間とUPDRSではTotal，PartⅠ，PartⅡ，PartⅢとの間に中等度の有意な相関を認めた（表1，図1）．またPartⅡの日常生活動作のon・offで相関の強さが異なっていた（図2, 3）．手のMRT反応時間と上肢機能では，ペグボード課題ではすべての課題において中等度の有意な相関がみられたのに対し（表2，図4），タッピング課題では有意な相関はみられなかった（図5）．

【考察】

1．運動イメージ想起能力とUPDRSについて

運動イメージ想起能力が低いPD患者はUPDRSの得点が高く，症状が重いことが示唆された．運動イメージ想起能力の低い患者は症状も重い原因として，多田[2]はPDの重症度に比例して補足運動野の賦活が不良となると報告している．補足運動野は基底核と結びつきが強く，記憶誘導性の運動イメージ想起に関連した領域であり，PDでは運動イメージの想起障害が起こり，実際の動作も困難になると考える．

2．運動イメージ想起能力と上肢機能評価について

運動イメージ想起能力が低下するとペグ操作能力が低下すること，運動イメージ想起能力低下と左右示指のタッピング能力には関係がみられないことがわかった．動作の違いとして，タッピング課題は主に示指の中手指節間関節の反復で動作を行うのに対し，ペグ操作課題は上肢全体での複合的な動作である．また，タッピングが単一動作の繰り返しであるのに対し，ペグ操作ではペグを穴に入れる動作のため運動順序や視覚と上肢での協調動作が必要となる．

このことから，運動イメージ想起能力低下は複合動作や道具操作など複雑な動作に影響すると考えられる．PD患者で物を持つ際のプレシェーピングの問題や道具操作のエラーが報告されており[3]，これらの一因として運動イメージ想起能力の低下が考えられるので

はないだろうか.

(中西　一)

文献

1) Haaxma CA, et al：Timed motor tests can detect subtle motor dysfunction in early Parkinson's disease. *Mov Disord*　25：1150-1156, 2010
2) 多田由紀子：パーキンソン病における運動連合皮質の活動　functional MRI による検討. 臨床神経学　38：729-735, 1998
3) Schettino F, et al：Deficits in the evolution of hand preshaping in Parkinson's disease. *Neuropsychologia*　42：82-94, 2003

4 パーキンソン病と運動イメージ―その応用

③ 運動イメージ想起の臨床応用

先行研究でのパーキンソン病患者への運動イメージ想起を用いた介入

　パーキンソン病（以下PD）患者に対して運動イメージを用いた介入では，Tamirら[1]はPD患者23名に対し，運動イメージ想起課題と運動練習を併用した群12名と運動練習のみを行った群11名に分けて比較し，結果，運動練習のみを行った群よりも，運動イメージ想起課題と運動練習を併用した群のほうが，移動や基本動作の運動の速度に効果があったと報告している．これに対してYágüezら[2]は，PD患者12名とハンチントン舞踏病患者11名に対し書字課題を用いてイメージ想起練習を行った結果，ハンチントン舞踏病患者ではイメージ想起練習の効果があるのに対して，PD患者では効果がないことを報告している．またBraunら[3]もPD患者群と対照群に対して，PD患者群には理学療法とメンタルプラクティスによる介入，対照群には理学療法とリラクゼーションによる介入を行い，歩行機能回復の比較を行った結果，両群間の回復に差はみられなかったと報告している．一方で，短期間の効果はあるが持続しないとする報告もある．Morrisら[4]はPD患者における運動戦略（注意の集中，分割した運動，メンタルリハーサル，視覚化，視覚・聴覚的な手がかり）と骨格筋運動の効果の比較を行い，治療の効果について検証を行った．対象は28名のPD患者を，運動戦略群14名，骨格筋運動群14名に分けた．結果，運動戦略群ではUPDRS（Unified Parkinson's Disease Rating Scale），バランス，10m歩行，2分間歩行において，入院から退院までの期間に改善がみられたが効果の持続はみられないことから，どちらのグループもベースラインと比較して有意な差はみられなかったと報告している．
　現在，PDに対する運動イメージの治療効果については統一の見解が得られていない．先行研究では歩行や書字等の日常生活動作の持続的な改善が治療の効果判定の対象となっている．

運動イメージ想起を用いた介入の実践

　ここで，筆者らのPD患者に対する運動イメージ想起を用いたリハビリテーション介入を紹介したい．
　症例は60代男性．Hoehn-Yahr重症度分類：4度．動きのよい時間と悪い時間の差が大きく，よい時間はひとりで起き上がれるが，悪い時間は寝返り困難で介助が必要となる．介入は動きの悪い時間の起き上がりに対して行った．
　図1は動きの悪い時間の寝返りである．動作時間は20秒，動作の開始に遅れはみられないが，一連の動作がゆっくりで，上肢，骨盤，下肢の動きに連続性がみられない．また，

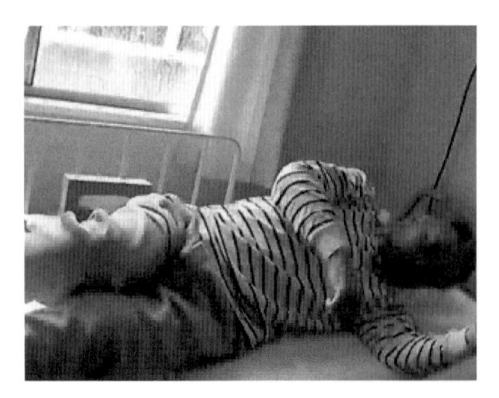

図1　運動イメージ前の寝返りの最終肢位　　　図2　運動イメージ後の寝返りの最終肢位

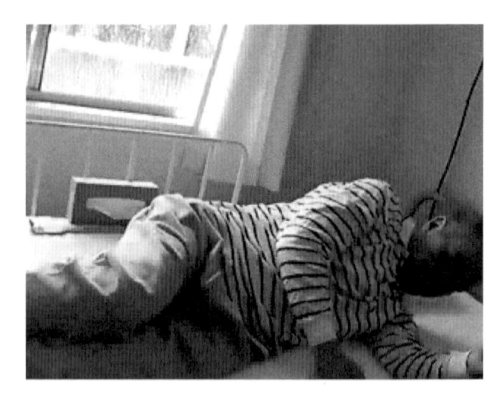

　独力では側臥位をとることが困難で，対象者自身も動きの悪い時間の寝返りを苦手と感じている．そこで対象者に対し運動イメージ想起を用いた介入を試みた．最初に「以前の動作を思い出しながら，自分の体がスッと横を向くのを想像してください」と促した．対象者は目を閉じて寝返りの運動イメージを想起した．想起には26秒かかった．運動イメージの想起を確認し，「イメージした通りのスムーズな寝返りをしようと思いながら，寝返りをしてください」と声をかけた．図2は運動イメージ想起後の寝返りである．動作時間は5秒．動作の開始に遅れはみられない．一連の動作が連続し，完全に側臥位をとることができた．対象者自身も「軽く動く」と行いやすさを認識した．
　同様の訓練を立ち上がりや上肢での道具操作等に実施し，動作時間が短縮することを経験した．一連の動作の中で関節運動に連続性がみられ，患者自身も動作の行いやすさを認識した．

1．運動イメージ想起による動作変化の特徴

　運動イメージにより動作のスピードが改善する等，即時的な効果が観察された．どの動作でも運動の連続性がみられ，患者自身も変化に驚いていた．しかし，動作時間の短縮は持続せず，数回の繰り返しによって動作時間は延長し，もとの状態に戻った．

2．なぜ動作は改善したのか

　基底核と大脳皮質間には複数のループが存在し，運動イメージに関係するループとして運動ループ（基底核-補足運動野），前頭前野背側ループ（基底核-ワーキングメモリー関連領域）がある[5]．PDでは基底核からの抑制により，これら大脳皮質の活動が抑制されるため，運動イメージ想起能力が低下すると考えられる．筆者らの調査ではPD患者は手のMRT反応時間が健常者に比べ遅延したが，正解率には差がなかった．このことからPD患者では運動イメージ想起に時間はかかるが，運動イメージができないわけではないと考え，事前に運動イメージを想起し，どのように動くかを考えることでスムーズな動作が行えたと考える．また，Leiguardaら[6]はPD患者の運動イメージ想起時に基底核の出力核である淡蒼球内節の活動が減少することを報告しており，運動イメージ想起によって大脳皮質への抑制が弱まり，運動が行いやすい状態になったと考える．

3．運動イメージの効果

　先行研究においては治療効果として動作の持続的な改善を対象としているが，筆者らが介入を試みた結果，運動イメージ想起は即時的な動作困難に対して効果があるように感じられた．PD患者では運動イメージが起こりにくいと考えたうえで持続的な効果を得ようとするのであれば，運動イメージ想起を習慣化することや，想起しやすい声かけや環境の調整が必要かもしれない．また，症状が重くなってからでは運動イメージを習慣化することが困難であるため，発症初期から運動イメージ想起を日常生活に取り入れ習慣化する必要がある．

（中西　一・石附智奈美・宮口英樹）

文献

1) Tamir R, et al：Integration of motor imagery and physical practice in group treatment applied to subjects with Parkinson's disease. *Neurorehabil Neural Repair* 21：68-75, 2007
2) Yágüez L, et al：Motor learning by imagery is differentially affected in Parkinson's and Huntington's diseases. *Behav Brain Res* 102：115-127, 1999
3) Braun S, et al：Rehabilitation with mental practice has similar effects on mobility as rehabilitation with relaxation in people with Parkinson's disease-a multicentre randomised trial. *J Physiother* 57：27-34, 2011
4) Morris ME, et al：A randomized controlled trial of movement strategies compared with exercise for people with Parkinson's disease. *Mov Disord* 24：64-71, 2009
5) Alexander GE, et al：Parallel organization of functionally segregated circuits linking basal ganglia and cortex. *Annu Rev Neurosci* 9：357-381, 1986
6) Leiguarda R, et al：Globus pallidus internus firing rate modification after motor-imagination in three Parkinson's disease patients. *J Neural Transm* 116：451-455, 2009

第3部
実践 パーキンソンダンス

1 パーキンソンダンスの要素と構成

はじめに

　パーキンソン病（以下 PD）に対するリハビリテーションの現状は運動機能に主眼がおかれており，いまだ認知機能・精神機能に対するリハビリテーションは確立されていない[1]．われわれは PD のリハビリテーションにおいて，PD の方が日常生活で経験する困難さについて，なぜその行動ができないのかを脳機能から原因を捉え，その動きの特徴に対してアプローチすることが重要と考えている．なぜなら，認知機能障害，精神機能障害が日常生活に与える影響は大きいからである[2]．そこで各機能に同時にアプローチできるリハビリテーションの一つとしてダンスプログラムを制作した．

　海外では PD に対するダンスは注目されはじめている．米国ではダンサーによる指導のもと PD のためのダンスグループが結成され，イメージを使った動きをふんだんに取り入れたダンスを行っている[3]．またアルゼンチンではタンゴによるステップの切り返しやペアになってダンスを行うことが PD に有効として紹介されている[4]．このような先行研究をもとに筆者は現在，PD の方々にダンスを提供している．参加者からは「最近，歩行速度が速くなった」，「物事がさくさくできるようになった」，「ほかの活動に参加しはじめた」等の改善の声が聞かれる．これらの変化はダンスが運動機能，認知機能，精神機能に効果があることを示唆するものではないかと考えている．

　本章では，PD の方々の認知機能障害の改善に対するダンスの有効性について，その特徴を踏まえて仮説を述べるとともに，ダンスに必要であると思われる要素と構成のポイントについて順に述べる．

パーキンソン病とダンスの特徴

　PD は大脳基底核の変性による前頭葉との相互作用の破綻が原因となっているため，認知機能障害（手続き学習障害，手続き記憶障害，遂行機能障害，記憶の有効活用障害）が現れる[5]．これらの認知機能障害に対するリハビリテーションの戦略は，注意を向ける，動作を細かい要素に分解して練習を行う，練習を繰り返す，メンタルリハーサルを行う，手がかりを用いる等の方法[6,7]で，神経細胞の再結合や，外的な手がかりや内的な記憶戦略を用いた機能の代償法による機能回復[8]が考えられる．ダンスの特徴は，身体の柔軟性，動きやステップのスピード，バランス等の運動機能を使いながら，イメージした動きを計画・実行する，音楽と合図に合わせる，動きを繰り返して覚える，自分の身体を意識するといった認知機能や，リズムに合わせ身体を動かすことで楽しくなるといった精神機能に

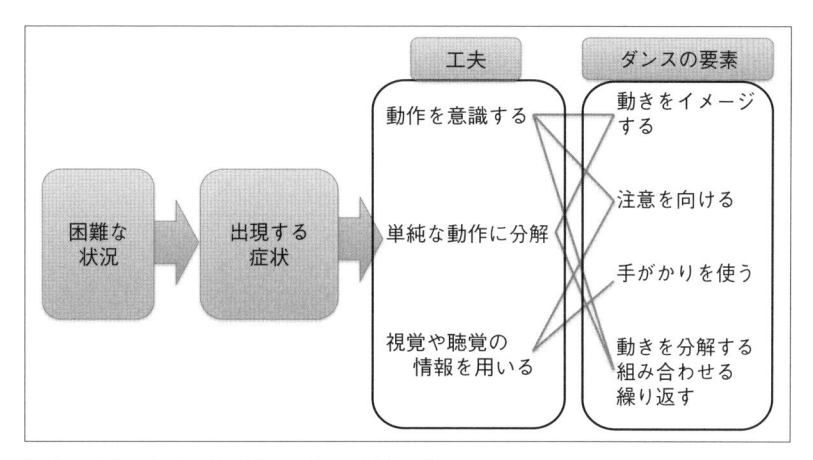

図1 パーキンソンダンスに必要な要素

働きかけることである．これらダンスの特徴は運動機能と認知機能障害に対するリハビリテーションの戦略を兼ね備え，さらには精神機能へも対応しているといえる．まさにダンスはPDによって低下した機能に包括的に働きかける介入方法の一つであるといえる．

パーキンソンダンスに必要な要素（図1）

　パーキンソンダンスに必要な動きと要素を，PDの方の日常生活活動における困難の特徴とその工夫から考えた．
　PDの方の日常生活における特徴は①視覚情報のない状況では動作が困難，②複雑な動作は困難，③無意識的動作は困難，④動作の速い切り替えは困難，⑤両手動作は困難，⑥不快なとき動作が困難[9]，がある．これらは見えないと動作しにくい，予期しない状況には対応できない，〜しながら〜できない，すくみ足，バランスの悪さ等の症状に現れる．これらの特徴に対応した必要な動きとして，速い切り替えの動作・組み合わせの動き・並行動作・手指の複雑動作・両手動作・歩行・バランスを挙げた．そして，PDの方々が症状を代償する方法として行っている「動作を意識して行う」，「単純な動作に分解して行う」，「視覚や聴覚の情報を適切に用いる」といった工夫[9]とダンスの特徴を組み合わせ，パーキンソンダンスに必要な4つの要素と方法を考えた．
１）動きをイメージする
　・経験したことのある動きや想像できる動きをイメージさせる言葉がけを行う
２）注意を向ける
　・身体の部位や動きを意識させるような言葉がけを行う
　・合図は明確に，動きの少し前に出す
３）手がかりを使う
　・動きに合わせて視線を定める（視覚性）
　・リズムに合わせて動く（聴覚性）
　・タッピング（触覚性）

表1　パーキンソンダンスの要素と構成

構成	内容	身体部位	動き	要素
ウォーミングアップ	ほぐしてダンス	体幹・上肢・下肢	ストレッチ ローテーション 筋の緊張と弛緩	動きをイメージする 注意を向ける
	タッピング　ダンス	体幹・上肢・下肢・頚部	タッピング ストレッチ	触覚性手がかり 聴覚性手がかり 注意を向ける
展開部	ヒール・トウ　ダンス	下肢	ストレッチ 動作の切り替え 組み合わせの動き	動きをイメージする 注意を向ける 聴覚性手がかり 動きを分解する・組み合わせる・繰り返す
	アーム・フィンガーダンス	上肢	動作の切り替え 組み合わせの動き 手指の複雑動作 両手動作 並行動作	動きをイメージする 注意を向ける 聴覚性手がかり 動きを分解する・組み合わせる・繰り返す
	手ぬぐいダンス	体幹・上肢・下肢	動作の切り替え 組み合わせの動き 両手動作 並行動作 ローテーション	動きをイメージする 注意を向ける 聴覚性手がかり 視覚性手がかり 動きを分解する・組み合わせる・繰り返す
	バランス　ダンス	体幹・上肢・下肢	バランス 動作の切り替え 組み合わせの動き 両手動作 並行動作	動きをイメージする 注意を向ける 聴覚性手がかり 視覚性手がかり 動きを分解する・組み合わせる・繰り返す
	歩いてダンス	上肢・下肢	歩行 バランス 動作の切り替え 組み合わせの動き 並行動作	動きをイメージする 注意を向ける 聴覚性手がかり 組み合わせる・繰り返す
クーリングダウン	ゆらゆらダンス	体幹・上肢・下肢	リラクゼーション ストレッチ	動きをイメージする 注意を向ける

4）動きを分解する，組み合わせる，繰り返す

・分解した動きを何度か繰り返す
・組み合わせた動きを繰り返す

では，実際にこれら4つの要素と方法をセッションの中にどのように取り入れていけばよいのだろうか．今回制作したダンスの構成をもとに説明する．

パーキンソンダンスの構成（表1）

構成はウォーミングアップ，展開部，クーリングダウンの3部からなる．PDの方は疲

労しやすいため時間は40～50分程度が適切であり，展開部においても休憩（深呼吸，ストレッチ，リラクゼーションなど）をはさみながら行うことが必要である．パーキンソンダンスを無理なく実施できるように構成するためには，リラクゼーション・末梢から中枢へ・座位から立位へ・運動する身体部位が偏らないことが重要である．

1）ウォーミングアップ

PDの方は運動機能障害によって運動不足になりやすく，筋肉や関節が硬くなりやすいため[10]，何よりも身体を温め筋肉や関節をほぐすことが大切である．イメージを促す言葉がけを行いながら，できるだけ身体を大きく動かすようにする．これはイメージすることで運動のための準備を行い，大きく動かすことで動きを意識しやすくするためである[11]．そしてこのパーキンソンダンスにおけるウォーミングアップの特徴は，タッピングである[12]．タッピングは身体に刺激を与えることで展開部の動きの前に自分の身体の大きさや形状を確かめ，動きやすくすること[8]を目的としている．

2）展開部

展開部は速い切り替えの動作・組み合わせの動き・並行動作・手指の複雑動作・両手動作・歩行・バランスで構成され，主に認知機能に働きかけることが目的である．ここではパーキンソンダンスに必要な要素がすべて盛り込まれている．PDの方にとっては難しい動きであるが，イメージを促すこと，動きを分解して簡単な動作から徐々に組み合わせていくこと，繰り返し行うこと，難易度やリズムに変化をつけることによって，飽きることなく行えるように構成している．

3）クーリングダウン

クーリングダウンはうまく身体の力を抜き身体を休めていく．何よりもリラクゼーションしている身体を意識し，感じることが目的である．そのためには心地よいイメージを引き出す言葉かけが必要である．

おわりに

パーキンソンダンスにはPDに必要なリハビリテーションの要素が包括的に盛り込まれていると考えている．またすべての動きが十分にできなくとも音楽を聴きながら身体を動かすだけで，一通りのセッション内容が楽しく体験できるといった気軽さがある．気軽に楽しく継続できるリハビリテーションが提供できたら，そんな思いで制作した．今後はパーキンソンダンスの効果を，日常生活活動に与える影響とともに各機能面から検証していかなければならないと考えている．

（橋本弘子）

文献

1) 日本神経学会（監）：パーキンソン病治療ガイドライン2011．医学書院，2011
2) Schrag A, et al：What contributes to quality of life in patients with Parkinson's disease? *J Neurol Neurosurg Psychiatry* 69：308-312, 2000
3) Olie Westheimer MA：Why dance for Parkinson's disease. *Top Geriatr Rehabil* 24：127-140, 2008

4) Hackney ME, et al：Effects of tango on functional mobility in Parkinson's disease—a preliminary study. *J Neurol Phys Ther* **31**：173-179, 2007
5) Cooper JA, et al：Cognitive impairment in early, untreated Parkinson's disease and its relationship to motor disability. *Brain* **114**：2095-2122, 1991
6) 塩月寛美：パーキンソン病について（原因/治療/病態）．*MB Med Reha* **135**：1-9, 2011
7) Morris ME：Movement disorders in people with Parkinson disease—a model for physical therapy. *Phys Ther* **80**：578-597, 2000
8) 吉井文均：パーキンソン病の認知機能障害に対するリハビリテーション．山本光利（編著）：パーキンソン病―認知と精神医学的側面．中外医学社, pp283-294, 2003
9) 高畑進一, 他：パーキンソン病当事者における日常生活動作の困難とその特性．大阪作業療法ジャーナル **23**：57-63, 2009
10) 長岡正範：パーキンソン病のリハビリテーション（歴史的展開）．*MB Med Reha* **135**：11-18, 2011
11) 坂元千佳子, 他：リー・シルバーマン療法（LSVT BIG）によるパーキンソン病患者のリハビリテーション．*MB Med Reha* **135**：61-65, 2011
12) Keus SHJ, et al：Evidence-based analysis of physical therapy in Parkinson's disease with recommendations for practice and research. *Mov Disord* **22**：451-460, 2007

2 パーキンソンダンスの効果

はじめに

　ワシントン大学のEarhartとHackney[1]は，タンゴの教室に20回参加したパーキンソン病（以下PD）患者は，運動を主に行った群と比較して，バランス能力が向上し，UPDRS（Unified Parkinson's Disease Rating Scale）のスコア，Timed Up and Goテストのスコアが高かったと報告した．Timed Up and Goテストとは，3m離れた場所に歩いて行って戻る時間を測定するもので，転倒リスクの評価に用いられている．このように近年，ダンスがPD患者のバランスや機能へ与える効果が注目されている．**表1**は，近年のパーキンソンダンスの効果に関する研究をまとめたものである．タンゴやワルツといったダンスの種類やパートナーの有無などによっても，効果の違いが報告されており，いずれもPD患者にダンスの効果が比較的長期間持続し，生活の質（QOL）が向上したという報告が多い．

　PD患者の総合機能評価指標としては，UPDRSが国際的に広く使用されている．しかしながら，UPDRSは評価に時間を要するため，ダンスのように集団で実施した前後での短期間の効果を測定するには検討が必要であった．そこで，われわれは，①一人の合計時間30分程度で実施できること，②UPDRSと相関が認められるもの，③イメージ能力を含めた測定ができるもの，の3つの条件を満たす評価を組み合わせて実施することとした．③のイメージ能力評価は，PDに対するリハビリテーション分野では用いられることは少ないが，イメージ能力が行為や動作のリハーサルの役割を担っている立場から，ダンスの効果の指標として使用できるかどうか独自に検討した．なお，検証で実施したダンスは，本書で紹介しているパーキンソンダンスである．

　上記の視点を踏まえ，運動機能検査としてTMT（Timed Motor Test），TUGT（Timed up and Go Test），バランス能力として，FRT（Functional Reach Test），イメージ能力として，手のMRT（Mental Rotation Task），同心円課題，その他，表情認知課題，ダンス鑑賞方法の違いによる前頭前野の活動を実施した．手のMRT，同心円課題，表情認知課題は，筆者らが独自に作成したものである．

パーキンソンダンスの効果について

　パーキンソンダンス前後の比較を行った．対象および方法は以下のとおりである．

（1）対象

　PD患者12名（男性3名，女性9名）．平均年齢64.56±7.00歳．重症度はHoehn-Yahr 3～4度で，1名のみ移動が車いす，その他は歩行可能．

表1 近年のパーキンソンダンスの効果に関する研究

	タイトル	出典	年度	対象	方法と結果
Hackney et al	Effects of tango on functional mobility in Parkinson's disease: a preliminary study	J Neurol Phys Ther	2007	PD患者19名	タンゴダンスを実施したグループと運動を実施したグループの効果を検証．それぞれ20回実施．いずれもUPDRSが改善，タンゴのグループのみBBSが改善，TUGも改善傾向がみられた．
Hackney et al	Short duration, intensive tango dancing for Parkinson disease: an uncontrolled pilot study	Complement Ther Med	2009	PD患者14名	1回90分のタンゴを2週間にわたって10回実施．評価はUPDRS，BBS，TUG，6MWT．UPDRSとBBSが改善，歩行時の歩幅の延長が認められた．
Marchant et al	Effects of a short duration, high dose contact improvisation dance workshop on Parkinson disease: A pilot study	Complement Ther Med	2010	PD患者11名	ダンサーの指導による1回90分のダンスを2週間にわたり10回実施．UPDRSⅢ，TUG，BBS，STS，歩行を評価し，UPDRSの運動機能とバランスが改善．
Hackney et al	Effects of dance on movement control in Parkinson's disease: A comparison of Argentine tango and American ballroom	J Rehabil Med	2010	中等度のPD患者58名	タンゴに参加するグループとワルツに参加するグループをランダムに分け，1回1時間のダンスを週に2回，20レッスンを13週にわたって実施．評価は，UPDRS，BBS，TUG，6MWT．いずれのグループもコントロールと比較し，BBSと6MWTで大きく改善，タンゴは，ワルツより改善度が高かった．
Hackney et al	Effects of dance on balance and gait in severe Parkinson disease: a case study	Disabil Rehabil	2010	重度のPD患者1名86歳男性，ヤールⅣ	1回1時間のパートナーとのタンゴダンスを，10週にわたって20レッスンを実施．評価は，UPDRS，BBS，6MWT，FRT，PDQ39，ZBI．結果は，BBS，6MWT，FRTが改善，バランスの自信，生活の質の向上の他，介護者は，ダンスを続けてほしいと思っているが介護負担は増加．
Heiberger et al	Impact of a weekly dance class on the functional mobility and on the quality of life of individuals with Parkinson's disease	Front Aging Neurosci	2011	重度のPD患者11名	プロのダンサーによるダンスの即時効果と週1回のダンスを8カ月実施した後の長期の効果を検証．UPDRSⅢ，TUG，SeTa，QOLSを評価し，UPDRSの総合評価が改善．QOLSはポジティブな反応．

表1 つづき

	タイトル	出典	年度	対象	方法と結果
Hackney et al	Effects of dance on gait and balance in Parkinson's disease : a comparison of partnered and non partnered dance movement	Neurorehabil Neural Repair	2011	軽度から中等度のPD患者39名	タンゴをパートナーと踊る場合と独りで踊る場合の効果の違いを検証．1回1時間のダンスを週に2回，20レッスンを10週にわたって実施．評価は，UPDRS, BBS, TUG, 6MWT, TS, OLS 両群ともBBSと歩行の速度，歩幅が改善，ただしパートナーと踊ったほうが楽しく継続したい気持ちが強かった．

UPDRS : Unified Parkinson's Disease Rating Scale, TUG : Timed Up and Go Test, BBS : Berg Balance Scale, STS : Sit-to-Stand Test, SeTa : Semitandem Test, QOLS : Quality of Life Scale, 6MWT : Six minute walk Test, TS : Tandem Stance, OLS : One Leg Stance, FRT : Functional Reach Test, PDQ39 : Parkinson Disease Questionnaire-39 items, ZBI : Zarit Burden Interview.

(2) 手順

PD友の会A県支部の定期的な集会で，豊富なダンスの指導経験を有するインストラクターによる約40分間のパーキンソンダンスを実施．パーキンソンダンス前後での身体機能，認知機能の変化を比較した．

1．運動機能について

1) TMT (Timed Motor Test)

TMTは歩行課題（時間，歩幅），書字課題（時間，字のスペース），ペグボード課題（巧緻性課題，両手課題，片手課題），指のタッピング課題（1キー，2キー），反復変換課題から構成される．Haaxmaら[2)]によってUPDRS-Ⅲと同様の検出力を有するとの報告がなされている．評価ではこのうちペグボード課題と指のタッピング課題を用いた．検証の結果，いずれの課題でもダンス前後で有意な差は認められなかった．

2) TUGT (Timed Up and Go Test)

TUGTは歩行能力や動的バランスなど複合的動作能力を評価するテストである．一般的な方法として椅子からの立ち上がり，3m歩行，180°方向転換，再度3m歩行，着座という一連の動作時間を計測する．被検者にできるだけ早く動作を行うように伝え，動作にかかった時間を計測した．検証の結果，ダンス前後で動作時間に有意な差が認められた（**図1**）．

本ダンスでは，座位によるダンスの割合が多く，上肢を中心とした運動機能評価を意図したが，結果的には歩行に関連した複合的動作で効果がみられた．先行研究では，BBS（Berg Balance Scale）での効果が複数報告されており（**表1**），BBSに，床から物を拾う，回転する，タンデム立位などの項目が含まれていることを考えると，ダンスは複合的な動作の改善に有効だと考えられる．

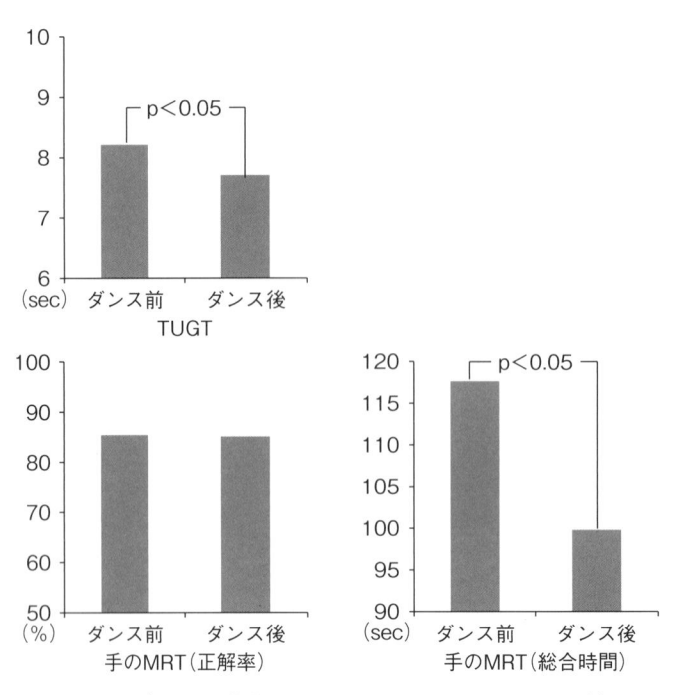

図1　ダンスの前後でのTUGT，手のMRTの比較

2．バランス能力評価

1）FRT（Functional Reach Test）

　FRTは高齢者をはじめ種々の疾患患者の動的バランス能力の評価や転倒リスクの予想に役立つとされている．一般的な方法として立位で右肩関節90°屈曲，肘関節伸展位にしたときの右側第3指先端の位置を開始点にして，前方に最大限伸ばしたときの第3指先端を到達点としてその距離を計測する．検証の結果，ダンス前後で有意な差は認められなかった．

3．イメージ能力

1）手のMRT（Mental Rotation Task）

　手のメンタルローテーション課題はHelimichらの課題を参考に筆者らが独自に作成したもので，パソコン画面に提示された手が右手か左手かを，キーボードを押して回答するまでの時間を計測するものである．課題は写真48枚で構成し，写真は手掌，手背，母指側から撮影した左右の手の写真を，45度ずつ360度回転したものを用いた．写真が表示されてからボタンを押し回答するまでの反応時間（msec）が計測される．検証の結果，ダンス前後で反応時間に有意な差が認められた（図1）．

2）同心円課題

　同心円課題は大坪らが開発した評価方法で，事前に視覚確認した目標点に向けて，閉眼にて指差しを行い，目標点からの逸脱距離を計測する．逸脱距離を定量的に評価するため，紙面上に1 cm間隔の同心円を用いた．また，運動イメージ障害の有無を判断するために

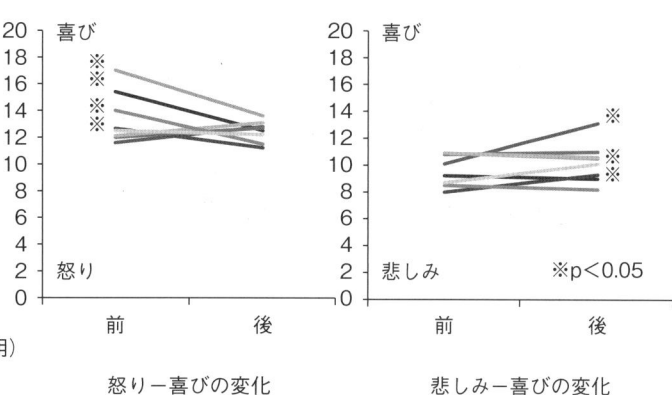

図2　パーキンソンダンス前後での表情認知課題の結果

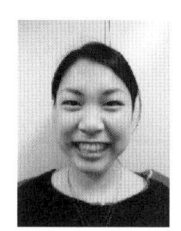

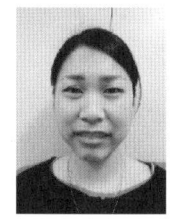

怒り＋喜び（比率11：9）　悲しみ＋喜び（比率8：12）
（文献3を改変して引用）
表情認識課題で用いた写真の例　　怒り－喜びの変化　　悲しみ－喜びの変化

は，位置覚や運動覚に問題がないことが前提であるため，評価は①位置覚を想定した課題，②運動覚を想定した課題，③運動イメージを想定した課題が含まれる．検証の結果，ダンス前後で左手の運動覚を想定した課題に有意な差が認められた．

メンタルローテーション時には，運動前野，補足運動野の関与が知られており，これらの領域は，運動の準備，計画に関わると考えられている．本ダンスは，インストラクターが次に行う動作を対象者に予測させるように働きかけながら実施したことにより，手のMRTの時間が短縮した可能性がある．また同心円課題では，自らポインティングした目標点を閉眼によって再生する課題で有意差がみられた．ダンスにより非利き手である左手への注意力が高まった可能性が考えられる．

4. 表情認知課題

表情認知課題は，情動の状態の違いによって他者の表情認知に影響を与えるかどうかをみるものである．ダンスのように身体を動かす経験が楽しいものであれば，より他者の表情がポジティブに見えるかもしれないという推察から筆者らが作成した[3]．

ひとの喜びの表情，怒りの表情，悲しみの表情を，モーフィングアニメーション作成ソフト「Sqirlz Morph」（Xiberpix 社）を用いて合成し，曖昧な表情を作成した（図2）．被検者は，合成比率をさまざまに変更した写真をランダムに見て，それぞれの表情に感じた印象を1～20で記録するものである．表情は合成の比率をランダムに並べ3秒ごとに提示した．ダンスによる情動喚起によってダンス前と比較し，よりポジティブな表情に見えるかどうかを検証した．図2のように，「悲しみ―喜び」のスコアでは8名中3名が「喜び」に有意に変化した．「怒り―喜び」のスコアでは，8名中4名が「怒り」に有意に変化した．ダンスにより，ポジティブな情動が生じた一方で，身体が活性化した影響によって「怒り」の表情に認識した可能性がある．

5. ダンス鑑賞方法の違いによる前頭前野の活動

近赤外光脳計測装置（NIRS）を用いて，ダンスの観賞方法の違いによる前頭前野の活動

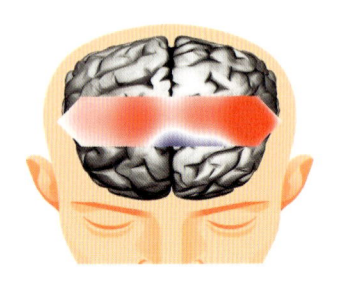

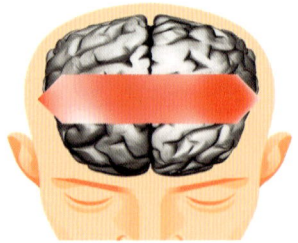

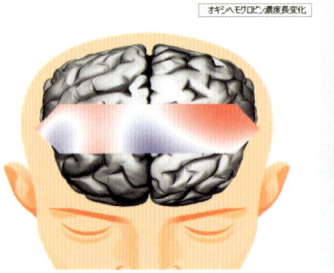

| ダンスを見るのみ | ダンスを覚えようとして見る | 自然の風景（海）を見る |

図3　ダンスを見ているときの前頭前野の活動

を調べた．方法は以下のとおりである．

1）対象
PDの70歳代女性1名．罹病期間28年．Hoehn-Yahr 3度，UPDRS 40点

2）手順
光イメージング脳機能測定装置（Optical Encephalography Model：Spectratech OEG-16, Spectratech Inc）およびPC，課題提示用ディスプレイを用いた．静かで集中可能な場所で，対象者に椅子座位にて前額部に光イメージング脳機能測定装置を装着し，課題提示用PCのディスプレイに下記条件1～3の映像を提示する．条件ごとに20秒間映像提示と10秒間のレストを設けた．課題，レストの3回繰り返しを3セット実施し，それぞれの脳血流を記録し，加算平均して比較をした．
- 条件1　パーキンソンダンスのDVD映像を眺める
- 条件2　パーキンソンダンスのDVD映像を覚えようと思って眺める
- 条件3　運動に関係のない自然の風景（海のシーン）の映像を眺める

図3は，加算平均値をグラフィックで示したものである．ダンスを覚えようとして見ていた条件2で最も活動が高いことがわかる．左の前頭前野は，快の予測に関わっているといわれている[4]．対象者は，パーキンソンダンスを経験しており，とても楽しいと話していた．ダンスによる快の経験が関連している可能性がある．また，ダンスを覚えようとした場合の言語野との関連も考えられるだろう．

なぜダンスは効果があるのか

検証の結果，パーキンソンダンスを実施した直後には，上肢の運動機能の改善は認められなかったが，TUGTとイメージ想起に関連した手のMRT，同心円課題の一部で有意な得点の変化が認められた．これらの変化は，いずれも反応時間が早くなっており，イメージ能力と関わりのある前頭葉の関与が考えられる．

Earhart[5]は，タンゴダンスを中心とした効果検証研究においてPD患者になぜダンスの効果があるのかについて，以下の5つの可能性を指摘している．①ダンスによって，PD患者で特異的に低下している脳の活動が高まる．これは，健常者にタンゴのステップをイ

メージさせると運動前野や補足運動野が活性化することから，ステップに注意を払う必要があるタンゴは，特に効果的であるというものである．②ダンスには，注意力を高めるキュー（cues）がある．ダンスには，聴覚，視覚，体性感覚といったあらゆるキューが含まれており，これらの経路を用いて，基底核の機能障害を代償する経路を活用することができる．たとえば，聴覚のキューを用いることで，視床を介した補足運動野への経路や小脳を介した運動前野への経路を活用できるかもしれない．③ダンスには，後ろに動く，回転するなど独特な動きの要素が含まれている．そのためPD患者は，奮闘しながら自ずと練習を繰り返す必要がある．また，足と手の位置，ダンスの流れなど同時に複数の箇所に注意を払う必要があり（multitasking），インストラクターがうまく次の動作を予測させていくことで，注意の分配機能が高まるというものである．④ダンスにより有酸素運動を効果的に行うことにより，心臓血管系の機能を高める．タンゴでは，最大心拍数のおおよそ70％程度の有酸素運動が可能である．⑤ダンスそのものが社会に根ざした活動であり，特別な運動を意識して行うことなく，長期間にわたって楽しむことができる．すなわち，患者とコミュニティーとの接点になるというものである．

　冒頭でも紹介したように，PD患者に対するダンスの効果に関する研究は，非常に興味深いものがある．Earhartらが用いたダンスはタンゴであり，筆者らが制作したパーキンソン病を対象としたダンスとの違いにも注目したい．今後，筆者らが注目している前頭葉機能や情動機能とダンスの関係が明らかになれば，薬との併用を考慮したより効果的なリハビリテーションが提供できると思われる．

（宮口英樹・高畑進一）

文献

1) Hackney ME, et al：Effects of tango on functional mobility in Parkinson's disease：a preliminary study. *J Neurol Phys Ther*　31(4)：173-179, 2007
2) Haaxma CA, et al：Comparison of a timed motor test battery to the Unified Parkinson's Disease Rating Scale-Ⅲ in Parkinson's disease. *Mov Disord*　23(12)：1707-1717, 2008
3) 小西昌子：笑い活動が他者の表情認知に及ぼす影響．広島大学医学部保健学科作業療法学専攻卒業論文集　16：7-12, 2011
4) Ueda K, et al：Brain activity during expectancy of emotional stimuli：an fMRI study. *Neuroreport*　14：51-55, 2003
5) Earhart GM：Dance as therapy for individuals with Parkinson disease. *Eur J Phys Rehabil Med*　45(2)：231-238, 2009

パーキンソンダンス参加者の声から

　ここでは，パーキンソンダンスに参加されている対象者の声を紹介する．はじめて1年近くなる方，まだ3カ月にも満たない方もいるが，以下の質問に答えていただいた．

「パーキンソンダンスに参加しはじめて，最近変化は感じられますか？」
＜運動症状に対して感じている変化＞
・ダンスに参加して身体が軽くなったような気がする．動作が楽になった．特に，身体を洗うことなど楽に感じる．歩行は身体が軽く，足が出やすく感じる．
・以前は座布団にも蹴つまずいていたが，最近はなくなった．
・ダンスをした日から4日ぐらいは動作がしやすい日が続く．動作緩慢と言った感じがなく，歩くことや，立ち上がり，起き上がりなどがタイミングよくできる．歩きはじめの第1歩がさっと出やすい．
・身体のバランスに気をつけるようになり，歩きやすい感じがする．また，椅子に座っているときなど身体の傾きを修正できるようになった．

＜非運動症状に対して感じている変化＞
・身体を大きく動かしている，左右に差がなく動かしているつもりでも，実際の身体の動きとイメージは同じでないことがわかるようになった．最近では，ここまで肘を伸ばせば大きく動いていることになると意識して動いている．身体の動きとイメージが一致するようになった．
・ダンスに参加した日は，ぐっすりよく眠れる．すっと眠れてさっと起きることができる．普段はなかなか寝つけない．
・ダンスをした後は，動きやすく感じるので，「ちょっと外出してみようか」「あれもしてみようか」という気持ちになり，出かけることが多くなった．

「ダンスのいいところって？」
・楽しくて，「今日はしんどいな～」と思ってもダンスに来てしまいます．みんなとできるからいいわね．
・楽しんでできるところが他のリハビリと違っていいのよ．
・「笑い」があるのがいいなあ．
・あっという間に時間が経って，「私，1時間も運動したの？」っていう感じ．飽きないのよ．
・他のリハビリは部分的に動かすので，すっきり感がなく，関節痛や筋肉痛になる．ダンスは全身を動かすので足先まで！が温かくなって痛みもなく，気持ちがいいです．
・他のリハビリは「頑張らなくては」と思い，無理をしてしまう．ダンスは怠けても怠けた感がなく行えるので，無理をしないなー．

　参加者からお聞かせいただいた声の数々である．筆者も参加者の様子を観察していると「表情がいいな～」「前後のバランスが良くなっているな」「動きが大きくなってきたな」「動

作の切り替えが速くなってきたな」など，良い変化を感じている．だが，当然ダンスをすればすべてが魔法のように良くなるといったものでないことも事実である．「先生，腰が痛いわ〜」「身体がえらいわ〜」と言われる．お休みが続き「どうしたんだろう」と心配していると「調子悪かってん」と，2カ月ぶりにダンスに来られることもある．しかし，調子の悪さを言いながらも，ダンスのセッションに参加し，「楽しかったわ〜」と言って帰っていかれること，休んでいてもまた来られること，日常生活の一つひとつの動作「お風呂で身体が洗いやすくなった」「蹴つまずかなくなった」「物事がサクッとできる」などが生活の質を高めることになっているのではないかと考えている．

　ここに挙げた良い変化は厳密に言うと，ダンスによるものだけではないかもしれない．しかしパーキンソンダンスの参加者がダンスをすることで「良くなった」と感じていることは事実である．今後はダンスを継続する中でその効果を検証していかなければならない．そして参加者の声をふまえて，パーキンソンダンスの何がどのように有効かをさらに明確にしていかなければならないと考えている．

（橋本弘子）

3 パーキンソンダンス DVD 「Let's enjoy PD Dance!」その内容とポイント

　このDVDは9パートに分かれています．
「Let's enjoy PD Dance!」（全体通し35分）
1：ほぐしてダンス
2：タッピング　ダンス
3：ヒール・トウ　ダンス
4：アーム・フィンガー　ダンス
5：手ぬぐいダンス
6：バランス　ダンス
7：歩いてダンス
8：ゆらゆらダンス
　「Let's enjoy PD Dance!」は8つのダンスからなる35分のセッションです．パーキンソン病に必要な動きがウォーミングアップからクーリングダウンまで，無理なく楽しくできるように構成されています．
　1～8は「Let's enjoy PD Dance!」の内容をパートごとに分け重要ポイントの解説を入れています．解説を見ながらパートごとの練習をするときや，通しで行うのは少し大変というときに，ご自身で組み合わせてお使いください．
　それでは，各パートのダンスの目的とDVDだけではわかりにくい動きについて，ポイントを説明していきましょう

【基本姿勢】

　どのパートのダンスにおいても基本姿勢は大切です．

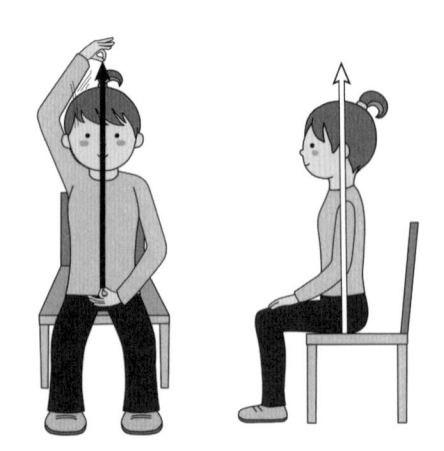

基本姿勢のイメージを頭に思い浮かべましょう．
★座面の半分のところにお尻をおきましょう．
　頭のてっぺんをひもで引っ張られるように，
　おなかのしわを伸ばして座りましょう．

【1：ほぐしてダンス】

このパートのダンスは身体を上下・前後に伸ばしたり，左右に曲げたり，あるいはねじったりと，オーバーに動かします．そして身体を温め，筋肉を伸ばし，柔軟性を高めていきます．

大きな8の字
できるだけ大きな横8の字を両手でゆっくりと描きましょう！
★身体をしっかりねじります．

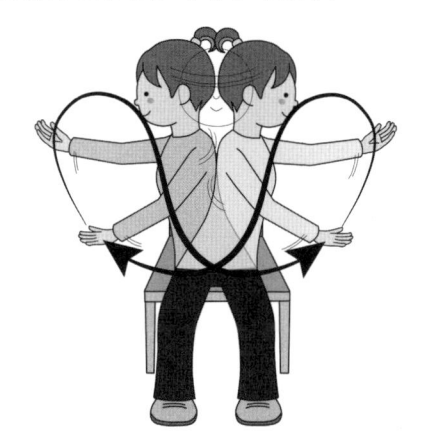

岩を押して
目の前の大きな岩を押し倒すように，
身体全体で踏ん張って押してみましょう！
★腹筋・背筋を使います．

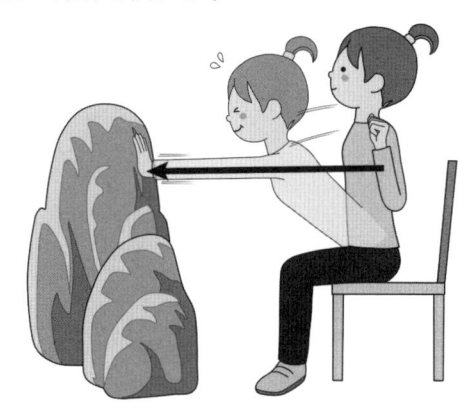

バネ　ビョ～ン
「ビョ～ン」と言いながら，思いっきり身体を大きく広げましょう！
★動きの大きさに注意を向けます．バランス能力も使います．

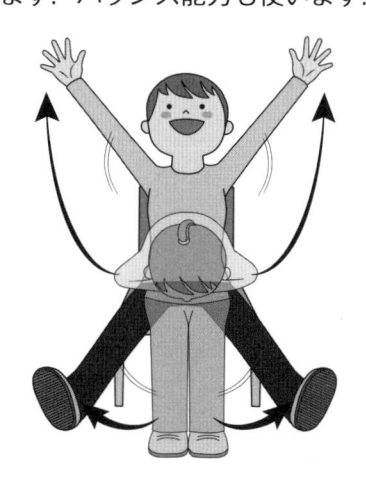

風船ポーン

身体全体で大きな風船を持ちましょう！
★背中がまあーるくなります．体幹の柔軟性です．

風船をポーンと上に高く放り投げましょう！
放り上げた風船を見てください．
★背中がピーンと伸びます．背筋を使います．

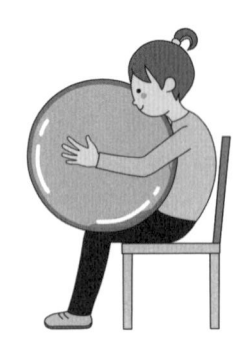

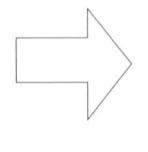

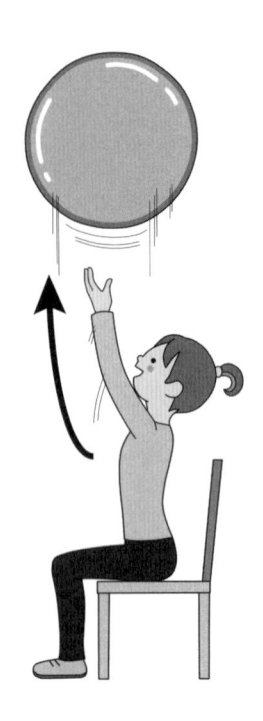

【2：タッピング ダンス】

　このパートのダンスは身体の力を入れたり抜いたり，筋肉を縮めたり伸ばしたり，そして身体の各部分をタッピングしながら，"自分の身体を感じる"ことがポイントです．

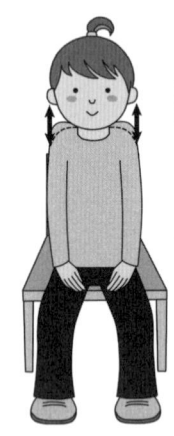

きゅっトン

「オ～寒い！」と肩をすくめるように上げます．
そして肩の力を一気に抜いて，ストンと落とします．
★肩の動きを良くします．

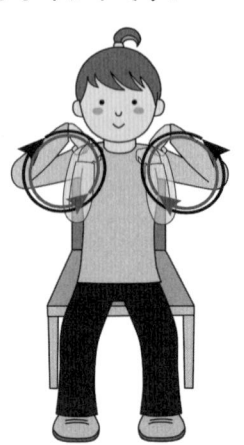

花まる3つ

肘を筆先に見立てて，大きなまると小さなまるを書きます．最初はゆっくり丁寧にまあーるを書きましょう．小さいまるは「まる，まる，まる」と言いながら書いてくださいね．動かしやすくなります．
★肩の動きを良くします．

パタパタ膝・胸・肩

だんだんと動きの切り替えが速くなってきます．
リズムに遅れないように頑張ってついていきましょう．
★頭の体操です．

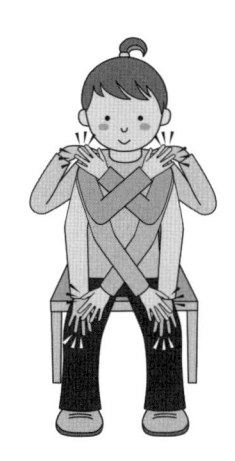

首のストレッチ

伸びている部分に意識を向けましょう．
そして視線の方向を定めましょう．
ゆ～っくりと自分のペースで無理をしないで！
★首と首の回りの筋肉を伸ばします．

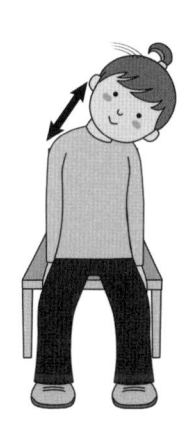

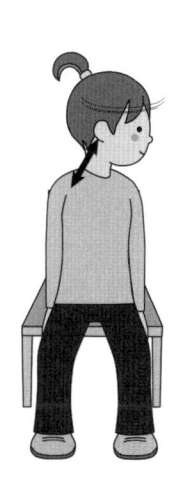

【3：ヒール・トウ ダンス】

このパートのダンスは歩行やバランスの際に重要な筋肉のトレーニングです．また足の素早い動きや手と足の動きを協調させるためのプログラムです．
リズムに乗って！　乗って！

トウ（つま先）でリズム

つま先でリズムをとりましょう．何よりもリズムに乗ること！
★前脛骨筋（膝下前の筋肉）のトレーニングです．
前脛骨筋がだるくなってきたら，動きができている証拠！

※前脛骨筋：つま先を上げる重要な筋肉

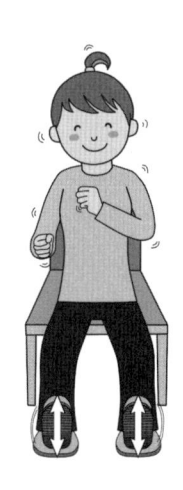

つま先のひもを引っ張って！

踵を床につけて，できるだけつま先を上げましょう．
つま先についているひもをきゅ～と引っ張るイメージで．
★前脛骨筋（膝下前の筋肉）のトレーニングです．

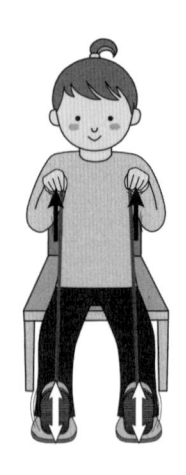

開いて開いてトントン・閉じて閉じてトントン

つま先と踵の動きに注意しましょう．つま先から踵へ動きの支点が変わります．
★足の複雑動作の練習です．

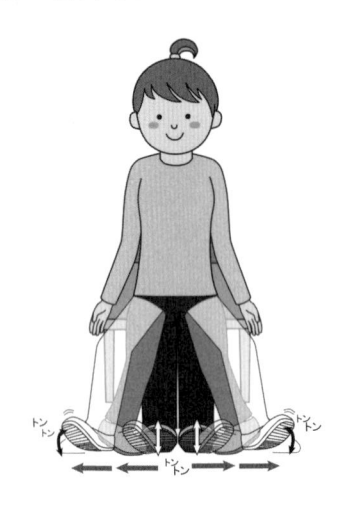

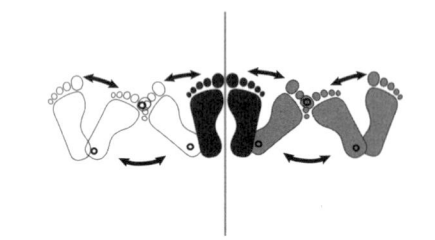

かっこよく動こう！

足は膝を伸ばして，踵をできるだけ遠くの床につけましょう．
手も足もできるだけ大きく動かします．
慣れてきたら，手と足を逆の方向に動かすことにもチャレンジです．
★足を動かしながら手も動かす（～しながら～する）練習です．

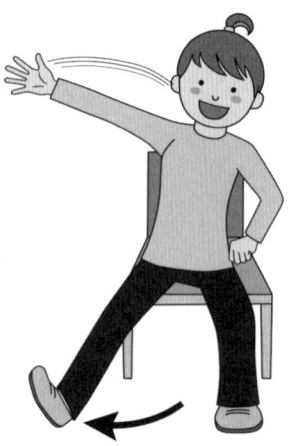

【4：アーム・フィンガー ダンス】

　このパートのダンスは動作の速い切り替えに対して素早く対応する，複雑な動作や左右違った動作の組み合わせができるようになるためのプログラムです．認知機能に働きかけます．

グー・パー

しっかり握ってグー，しっかり開いてパーと動かすことが大切です．動きにメリハリをつけてください．そしてグー・パーの切り替えに気をつけましょう．
★手の動きを意識すること．そして頭の体操です．

1 本ずれの指折り

最初は難しいかもしれません．ゆっくりとイラストを見ながら練習しましょう．あきらめないで．できるようになるまでがこの動きのポイントです．できるようになったら「2本ずれ」などもチャレンジです．
★指の体操ではありません．頭の体操ですね．

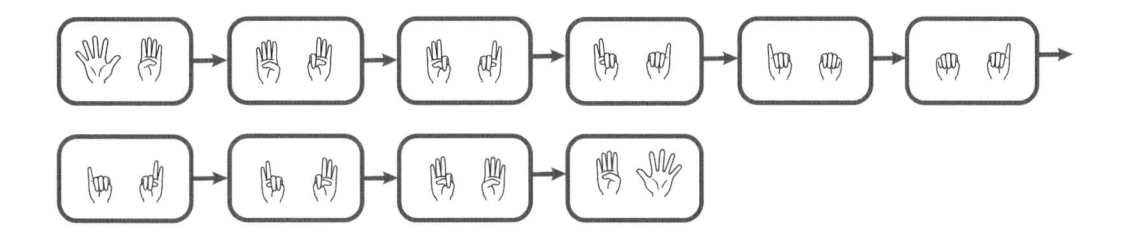

2 拍子 3 拍子

左右の腕の異なる動きを意識しましょう．
できるようになったら左右逆にもチャレンジです．
★頭の体操です．

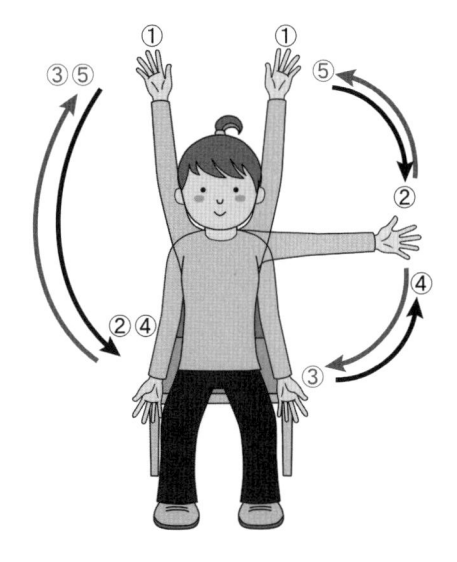

第 3 章　パーキンソンダンス DVD その内容とポイント　　121

【5：手ぬぐいダンス】

　このパートのダンスは手ぬぐいといった身近なものを使い，身体をねじる，背面で動作をするといった苦手な動作を動きやすくしていくことがポイントです．

　手ぬぐいを使うことで身体が動かしやすくなります．

　手ぬぐいは，ピーンと張って持ちましょう．

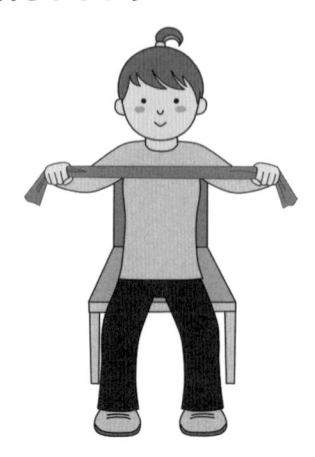

|背中を見て！|

前の人に背中を見せるつもりで動きましょう．
前にある手を斜め前方に遠くに引っ張ります．
★身体をしっかりねじります．

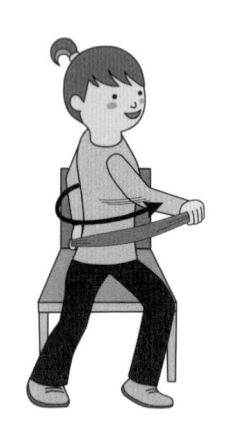

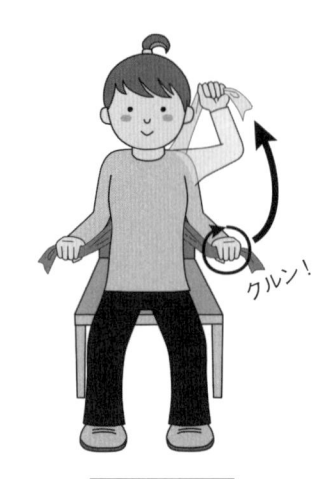

|たすきがけ|

腰にある手ぬぐいをたすきがけにします．上に上げるほうの手首をクルンと回します．クルンと言いながら回してみましょう．自分の身体の動きを意識して行いましょう．
★手首の動きがポイントです．

> 背中ごしごし

お風呂で背中を洗うシーンをイメージしてください．
ぐいっと手ぬぐいを引っ張っり，引っ張った手の先を見てください．
★手の動きと顔の向きを意識してください．

> 手首返し

手首を交互にひっくり返す動きです．
★手首の動きがポイントです．

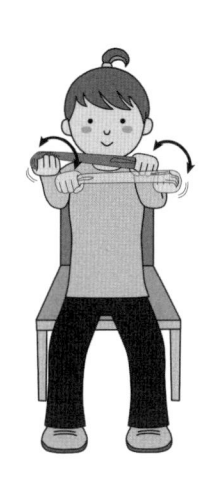

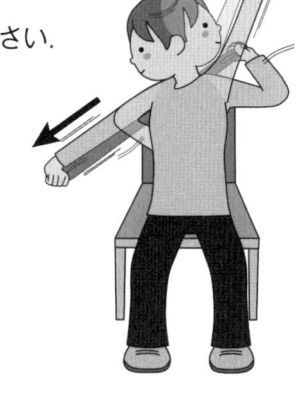

【バランス準備】

　バランスを保つためには，自分の身体の中心がどこにあるかを意識することが大切です．左右前後に重心をずらしながら，身体のバランスを確かめましょう．

> 基本姿勢

おへそあたりから，身体を上に引き上げる感じです．
お尻をキュッと締めてください．
肩の力を抜いて，そしてにっこり !!　微笑んでください．余分な力が抜けます．
★身体の中心を意識します．

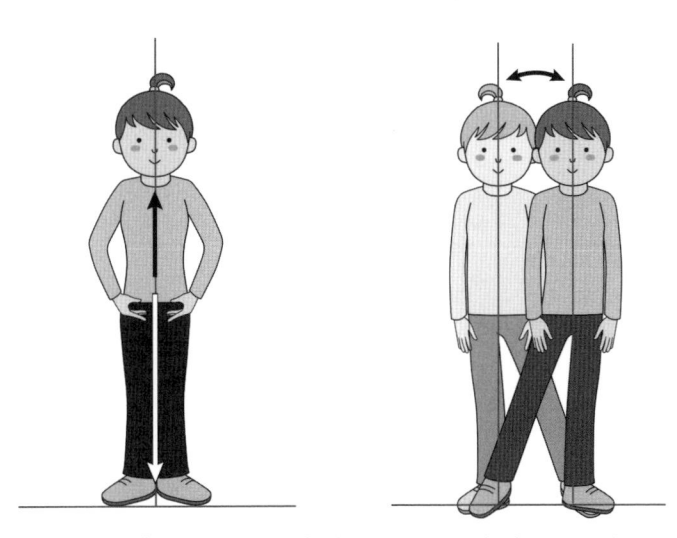

重心をずらしながら，身体のバランスを確認します．

左右に重心移動

左右にゆっくりと身体をずらしながら，
自分の重心がどこにあるかを確認します．
★身体の重心を確認します．

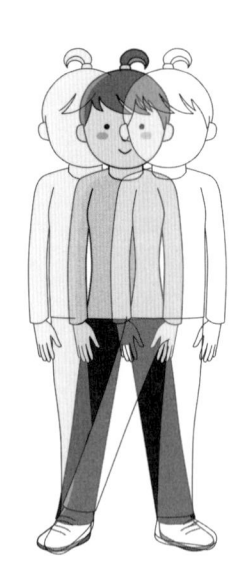

足指体操

足の指をギュッと縮めます⇒ゆっくりとしっかり広げます⇒広げた足指で床をつかむように踏ん張りましょう
体重が足の裏に均等にかかるように調節しましょう．

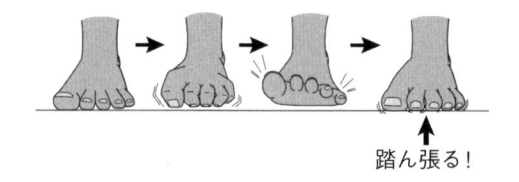

踏ん張る！

前後に重心移動

足指をしっかり開いて踏ん張ったまま，重心を少し前にかけます．
踵は浮かさないようにします．⇒基本姿勢に戻しましょう．
★身体の重心を確認します．

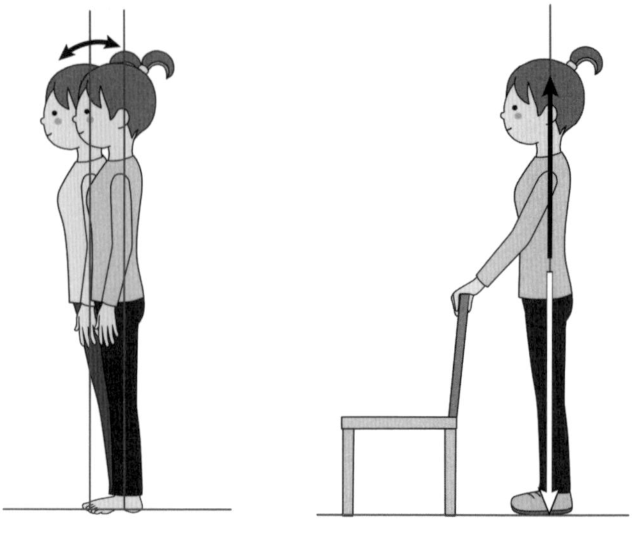

【6：バランス ダンス】

　このパートのダンスは身体の重心はどこにあるかを，常に自分の身体に問いかけながらバランス能力を高めていくことがポイントです．バレエダンサーのような気分で．
最初は，椅子の背もたれを持って確認しながら行いましょう．
慣れてきたら椅子の前に立って行ってもいいでしょう．

前・横・後ろ（タンジュ）

この動作はバレエの「タンジュ」という動きです．「タンジュ」の意味は，ゆるんでいるものをピーンと張るという意味です．
足をピーンと引っ張られるように前・横・後ろに出しましょう．
★身体の重心を確認します．重心はいつも軸足にあります．

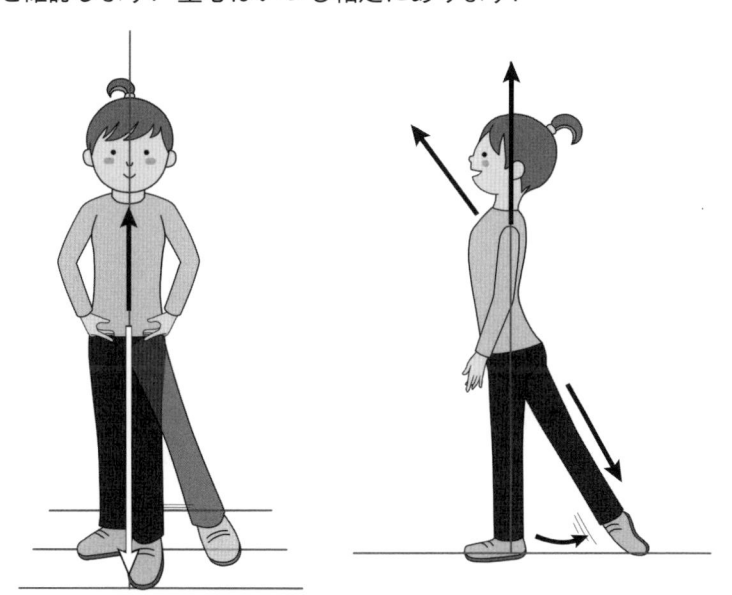

花をどうぞ！

前に出した足に重心をかけます（前の人に花をプレゼントするように）．
⇒後ろ足に重心を戻します（花をもらったときのように）．
バランスがくずれやすくなります．集中して行いましょう．
★前後に移動する重心を確認します

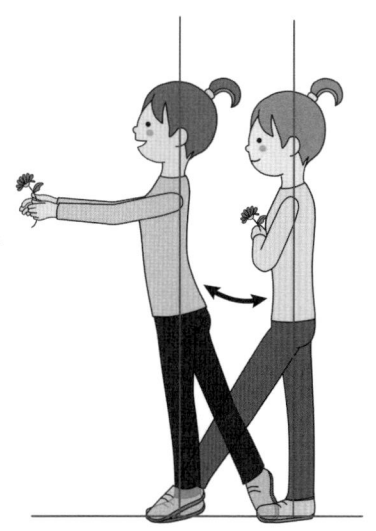

【7：歩いてダンス】

このパートのダンスは歩くために重要なリズムや前後の重心移動を軽快な音楽に乗って何度も行い，日常生活の歩きやすさにつなげることがポイントです．

歩いて!!

歩く前に，まず膝でリズムをとってみましょう．上下に身体を揺らしてもいいですね．リズムがつかめてきたら大きく腕を振りましょう．そして，その場で足踏みです．椅子に座ったままでも大丈夫です．椅子に座って足踏みです．
★リズムをつかむ！

踏み込んで!!

踏み込むように前に足を出してください．
踏み込んだらガッツポーズです．
前後の重心移動です．はじめの一歩と転倒予防！
★踏み込んだ足に体重がかかることを意識しましょう．

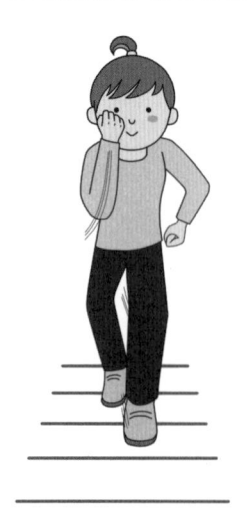

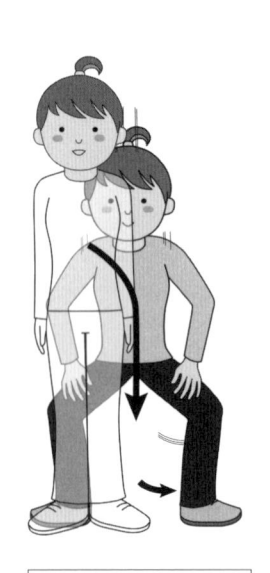

四股踏みトントン

前後から左右に重心を切り替えます．
重心の切り替え動作の練習です．
★身体の重心を確認しましょう．

【8：ゆらゆらダンス】

　ゆらゆらと海中に漂う昆布のように，クラゲのように，イメージしながら，ゆらゆらしましょう．身体の力をうまく抜けるようになることがポイントです．
★決まった形はありません．ゆらゆら～．

DVD［Let's enjoy PD Dance!］の使い方
　このダンスは皆さんの気分，身体の状態によって組み合わせを変えていただくことも可能です．たとえば，今日は時間もあるし，「全体通し」でやってみよう，お買い物前に「ほぐしてダンス」と「タッピング ダンス」，「歩いてダンス」をやってみよう，頭の体操に「ヒール・トウ ダンス」，「アーム・フィンガー ダンス」といった具合です．ウォーミングアップの「ほぐしてダンス」と「タッピング ダンス」に「ヒール・トウ ダンス」，「アーム・フィンガー ダンス」，「手ぬぐいダンス」，「バランス ダンス」，「歩いてダンス」，「ゆらゆらダンス」のパートを組み合わせていくとよいと思います．
　無理せず，楽しく，生活の中に取り込んでいただけたらと思います．
　　さあ！　Let's enjoy PD Dance!

（橋本弘子）

ダンス制作：橋本弘子
ダンスインストラクター：橋本弘子
　　　　　　　　　　　白水直子（仁明会クリニック「デイケアとも」）
　　　　　　　　　　　橋本　彩（近畿大学文芸学部舞台芸術専攻）
ダンス出演者：加島公子・芝田町子・十代紀代子・武安嘉代・高松義蔵・中田道子・
　　　　　　　仲西　弘・浜名毅隼・山田和子（「堺パーキンソン病患者・家族の会
　　　　　　　堺のびやかクラブ」のみなさん）
映像制作：株式会社サムシングファン
スタジオ協力：光明池スタジオ昴

パーキンソン病はこうすれば変わる！
日常生活の工夫とパーキンソンダンスで生活機能を改善

発　　　行	2012年6月15日　第1版第1刷
	2017年5月20日　第1版第3刷Ⓒ
編　　　集	高畑進一・宮口英樹
ダンス制作	橋本弘子
イラスト	めさきせいこ
発 行 者	青山　智
発 行 所	株式会社　三輪書店
	〒113-0033　東京都文京区本郷6-17-9　本郷網ビル
	☎ 03-3816-7796　FAX 03-3816-7756
	http://www.miwapubl.com/
印 刷 所	三報社印刷　株式会社

本書の内容の無断複写・複製・転載は，著作権の侵害となることがありますのでご注意ください．

ISBN 978-4-89590-413-1　C 3047

JCOPY ＜(社)出版者著作権管理機構　委託出版物＞

本書の無断複製は著作権法上での例外を除き禁じられています．複製される場合は，そのつど事前に，(社)出版者著作権管理機構（電話 03-3513-6969，FAX 03-3513-6979，e-mail: info@jcopy.or.jp）の許諾を得てください．

■ 科学的根拠に基づいた最新のパーキンソン病のリハビリテーションテキスト！

図説 パーキンソン病の理解とリハビリテーション

山永 裕明（熊本機能病院総合リハビリテーションセンター、医師）
野尻 晋一（介護老人保健施設清雅苑、理学療法士）

　神経難病のなかでも発症率の高いパーキンソン病ですが、その生命予後は良く、一般の平均寿命と差がありません。それだけに在宅で生き生きとした人生を全うするために長期にわたる治療、リハビリテーション、ケアが必要になります。本書では、21世紀に入り著しく発展した脳神経科学の最新の知見に基づいた原因や症状のメカニズムから薬物治療、手術をはじめ遺伝子治療の可能性、そして著者の豊富な経験に裏打ちされた実践的なリハビリテーション、在宅支援までを一貫して解説しています。著者の手による楽しいイラストは難解な神経科学の世界を楽しく理解するための素敵なガイドになってくれることでしょう。保健、医療、福祉に携わる専門職にとって必読必須の至高のバイブルの誕生です。

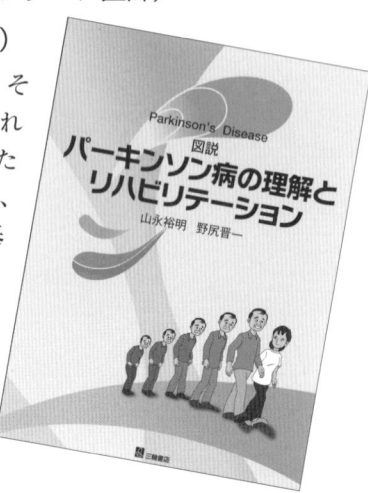

■ 主な内容 ■

第1章　パーキンソン病の概要と歴史
第2章　パーキンソン病を理解する
　1．神経科学の基礎知識　大脳基底核の仕組み
　　　1）解剖
　　　2）構成
　　　3）神経伝達物質と受容体
　　　4）神経回路
　2．パーキンソン病の原因
　3．パーキンソン病の病態
　　　―神経回路の異常と進行に伴う病理学的変化
　4．パーキンソン病の治療
　　　1）早期パーキンソン病の薬物療法
　　　2）進行期パーキンソン病の薬物療法
　　　3）進行期パーキンソン病の治療
　　　　　―手術療法，遺伝子治療ほか

第3章　パーキンソン病の主要症状のメカニズムとリハビリテーションの視点
　1．無動
　2．姿勢保持障害
　3．筋固縮・振戦
　4．自律神経障害
　5．睡眠障害
　6．強化学習・認知障害

第4章　パーキンソン病のリハビリテーション
　1．リハビリテーションの概要
　2．歩行障害
　3．嚥下障害
　4．在宅生活支援とリハビリテーション（1）
　5．在宅生活支援とリハビリテーション（2）
　6．在宅生活支援とリハビリテーション（3）
　7．在宅生活支援事例（1）早期経過例
　8．在宅生活支援事例（2）手術例（DBS）
　9．在宅生活支援事例（3）長期経過例

第5章　パーキンソン病患者を支える制度

● 定価（本体3,200円+税）A4変型　頁140　2010年　ISBN 978-4-89590-353-0

お求めの三輪書店の出版物が小売書店にない場合は，その書店にご注文ください．お急ぎの場合は直接小社に．

〒113-0033
東京都文京区本郷6-17-9 本郷綱ビル

三輪書店
編集　03-3816-7796　FAX 03-3816-7756
販売　03-6801-8357　FAX 03-6801-8352
ホームページ：http://www.miwapubl.com

■ 今日から実践!! 手軽で楽しい、根拠のある転倒予防トレーニング

転倒予防のための棒体操
― 運動機能と認知機能へのアプローチ

著：横井 賀津志（姫路獨協大学）
　　高畑 進一（大阪府立大学）
　　内藤 泰男（大阪府立大学）

　高齢者が寝たきりになる原因の上位に転倒が挙げられ、これまでにも様々な転倒予防のための訓練プログラムが実施されてきている。本書では、従来の筋力・バランス強化一辺倒ではなく、あえてバランスを崩した動作を安全な環境下で体験することにより、転倒防止を図る「転倒擬似動作」による「転倒予防体操」を提唱している。また、棒体操とマシントレーニングとを比較対照した研究によりその有効性は裏付けられている。本書は、介護現場で誰もが楽しく安全に棒体操が行えるよう、イラストを多用するなどの読みやすい内容となっている。プロフェッションによる根拠ある転倒予防プログラムを、多くのセラピスト、介護士に是非活用して頂きたい。

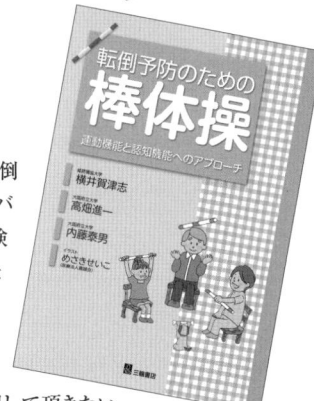

■ 主な内容 ■

Ⅰ はじめに
1. 高齢者の転倒
2. 転倒とは何か（転倒の定義）
3. 転倒予防の考え方
4. 棒体操の介入特徴
5. 転倒予防の本当の目的

Ⅱ 棒体操のねらいと効果
1. 棒体操考案に至ったエピソードと経緯
2. 棒体操考案に際して配慮したこと
3. 棒体操の効果

Ⅲ 転倒予防を目的とした棒体操の実際
1. 棒体操とは
2. 基本的な棒体操の方法
3. 棒体操実施の一般的手順
4. 留意すべき対応のポイント
5. リスク管理（無理なく進めるために）

Ⅳ 各所での棒体操実践例
1. 地域での取り組み
2. 通所系サービスでの取り組み

Ⅴ 棒体操の効果と可能性（疾患別の棒体操実践例）
1. 脳卒中, 片麻痺
2. 半側空間失認
3. パーキンソン病
4. 関節リウマチ
5. 認知症

Ⅵ 効果判定の方法
1. 転倒の有無や回数を効果判定に用いる方法
2. 転倒のリスクファクターとなる身体機能や認知機能を測定する方法

Ⅶ 資料編

〈棒体操の実際〉
- 準備体操
  ① 両手で行う体操（8種）
  ② たたく体操（3種）
  ③ その他の体操（2種）
- 転倒擬似動作（棒を投げる, 受けとる）
  ① 投げて受けとる―片手
  ② 投げて受けとる―両手
- 転倒擬似動作（棒のバランスをとる）
  ① 棒のバランスをとる
- 転倒擬似動作（棒を回転させる）
  ① 棒を回転させる
- 転倒擬似動作（棒を落下させる）
  ① 棒を落下させる
- 棒体操のさまざまなバリエーション
  ① 2人で行う
  ② みんなで行う
  ③ その他

〈身体機能・認知機能の測定〉
- 身体機能評価
  ① 静的バランスの評価　④ 柔軟性の評価
  ② 動的バランスの評価　⑤ 筋力の評価
  ③ 敏捷性の評価　　　　⑥ 歩行機能の評価
- 認知機能評価
  ① 前頭葉機能の評価
  ② 注意機能の評価
  ③ 認知機能の評価
- 心理面の評価
  ① 転倒不安感の評価
  ② うつの評価
- 日常生活動作の評価
  ① 日常生活動作の評価

● 定価（本体2,400円+税）　B5　頁110　2010年　ISBN 978-4-89590-365-3

お求めの三輪書店の出版物が小売書店にない場合は, その書店にご注文ください. お急ぎの場合は直接小社に.

〒113-0033
東京都文京区本郷6-17-9 本郷綱ビル

三輪書店
編集 ☎03-3816-7796　FAX 03-3816-7756
販売 ☎03-6801-8357　FAX 03-6801-8352
ホームページ：http://www.miwapubl.com

■「これだけは知っておきたい！」上肢への作業療法のポイントを疾患別に解説

疾患別 作業療法における上肢機能アプローチ

好評

編集　山本 伸一（山梨リハビリテーション病院）

　体を支える、周囲の環境を探る、感情を表現する……。人々は暮らしの中のさまざまな場面で手や腕を使う。食事、更衣、入浴等、日常生活上の多くの動作でも、上肢の機能は欠かせない。しかしながら、疾患によりそれらの機能が阻害されたとき、OTとしてどのようなアプローチが可能であろうか。

　本書では、上肢の機能・役割等を解説した総論に続き、疾患別のアプローチとして脳血管障害、パーキンソン病、脊髄損傷、関節リウマチ、末梢神経損傷、骨折、手外科疾患、ALS、乳がん（リンパ浮腫）、切断について、疾患の概説、上肢機能・治療のポイント、症例報告等を収めている。対象者の状況に応じ、上肢の能力を最大限に引き出し、その生活を支えるための介入ポイントを知るために最適な実践書として活用いただきたい1冊である。

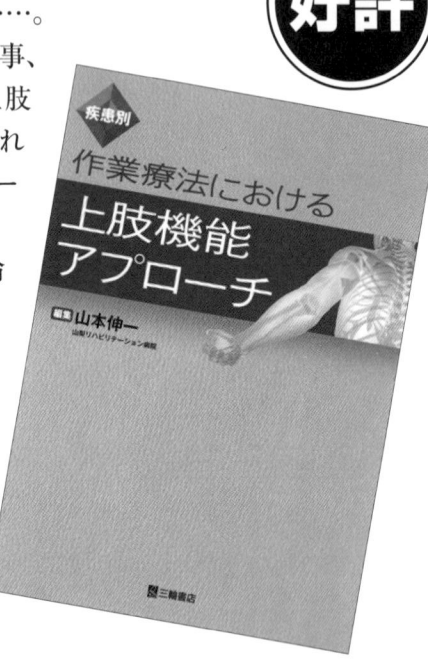

■ 主な内容 ■

序　上肢機能へのアプローチにあたって

第Ⅰ部 総論
1. 上肢機能—知覚探索-操作器官としての役割に向けて
2. バランス器官としての上肢の役割
3. アクティビティの特性と臨床的介入
4. 脳損傷者における道具操作

第Ⅱ部 疾患別上肢機能アプローチ
1. 脳血管障害急性期における上肢機能へのアプローチ
2. 脳血管障害回復期における上肢機能へのアプローチ
3. 脳血管障害維持期（生活期）における上肢機能へのアプローチ
4. パーキンソン病における上肢機能へのアプローチ
5. 脊髄損傷における上肢機能へのアプローチ
6. 関節リウマチにおける上肢機能へのアプローチ
7. 末梢神経損傷における上肢機能へのアプローチ
8. 骨折における上肢機能へのアプローチ
　—LCP術後を中心に
9. 手外科疾患における上肢機能へのアプローチ
　—橈骨遠位端骨折の合併症を予防するハンドセラピィの実践を中心に
10. 筋萎縮性側索硬化症における上肢機能へのアプローチ
11. 乳がん・リンパ浮腫における上肢機能へのアプローチ
12. 切断における上肢機能へのアプローチ

● 定価（本体3,600円+税）B5　頁164　2012年　ISBN 978-4-89590-408-7

お求めの三輪書店の出版物が小売書店にない場合は、その書店にご注文ください。お急ぎの場合は直接小社に。

〒113-0033　東京都文京区本郷6-17-9 本郷綱ビル

三輪書店

編集　03-3816-7796　FAX 03-3816-7756
販売　03-6801-8357　FAX 03-6801-8352
ホームページ：http://www.miwapubl.com